Karma verstehen

Inhalt

Comer See, 1977

Es war ein wunderschöner, sonniger Sommertag. Ich ging auf dem schmalen Pfad, der dicht am Wasser des Sees entlangführte, auf und ab. Dies war mein Zuhause geworden, seit ich vor einigen Monaten New York verlassen hatte. Dieser See, der sich im sanften Wind glitzernd vor mir ausbreitete, ein Zauberteppich, gewoben aus unzähligen Wasserklängen, war der Schauplatz meines neuen Einsiedlerlebens.

Mir ging all das durch den Sinn, was sich seit dem großen Umbruch in meinem Leben ereignet hatte – seit dem Wechsel von einem geschäftigen Alltag in New York, in dem brodelnden Schmelztiegel der Neuen Welt, zu diesem einsamen, entlegenen Ort.

Ich konnte immer noch nicht begreifen, dass ein Mensch namens Rudolf Steiner, ein Mensch, von dem ich bis vor kurzem nicht einmal den Namen kannte, für mich so wichtig geworden war, dass ich nur noch seine Bücher las. Niemals hätte ich mir etwas so überwältigend Großes und Schönes vorstellen können wie seine Werke, in denen mein Verstand und mein Herz gleichermaßen das fanden, was sie überall auf der Welt gesucht hatten.

Alles, was ich las, kreiste um zwei Begriffe: Wiederverkörperung und Karma – den Mut und die Freude, immer wieder zur Erde zurückzukehren, und die Berufung des Menschen zu einer selbstbestimmenden Freiheit. Die Vertiefung in diese beiden Gesetze der Entwicklung eröffnete mir neue, ungeahnte Horizonte. Und ich begann gerade erst zu ahnen, welche Folgen diese neue Einsicht für mein eigenes Leben, aber auch für die Menschheit insgesamt, haben könnte.

«Karma»: Warum ein fremdes Wort? Dies hat mich am Anfang gestört, bis mir klar wurde, dass es in den westlichen Sprachen kein Wort dafür gibt. Das deutsche «Schicksal» weist einseitig auf eine Fügung von oben oder von außen hin, der sich der Mensch nicht entziehen kann. «Karma» ist hingegen das Zusammenwirken von höherer Fügung und freiheitlicher Selbstbestimmung. Es bedeutet: Jeder Mensch ist heute, was er selbst in einer langen Vergangenheit aus sich gemacht hat. Und die gute Nachricht liegt darin, dass auch in der Zukunft jeder all das Gute ernten wird, was er heute in seiner Freiheit anstrebt. Den «Zufall» gibt es für das Karma nicht, er ist nur ein Loch im Denken: Was einem Menschen geschieht, fällt ihm zu in dem Sinne, dass er es selbst als zu sich gehörig anzieht, weil ein «Gescheiterer» in ihm das Beste daraus machen will.

Versunken in solche Gedanken träumte ich oft mit offenen Augen. Einen von diesen Wachträumen, den ich in der Zeit meines Einsiedlerlebens mehrmals geträumt habe, möchte ich erzählen. In ihm begegnen sich Menschen auf einer Seefahrt, und dabei geschehen Dinge, die wahrscheinlich von manchen Menschen für unmöglich gehalten werden. Die Personen, die sich dort treffen, stellen Menschen dar, die in meinem Leben eine wichtige Rolle gespielt haben.

Pietro Archiati

Pietro Archiati

Wenn das Unmögliche möglich wird

Die beiden Freunde, auf die ich wartete, kamen gerade den steilen Fußweg des Parks herab. Wir hatten ausgemacht, uns nahe dem Wasser unter der kleinen Rosenpergola zu treffen. Tom war eben erst aus Amerika eingeflogen, und Dieter kam mit dem Auto aus der Schweiz, wo er nördlich des Comer Sees, nicht weit von mir entfernt, wohnte.

In Tom meinte ich einen echten «Wahrheitssucher» zu erkennen, immer bereit, Neues zu entdecken. Ich hatte ihm über meine letzten Errungenschaften geschrieben, und er hatte mir daraufhin zu meiner großen Überraschung mitgeteilt, dass ihm seit geraumer Zeit der Gedanke der Wiederverkörperung vor allem durch die Lektüre Ralph Waldo Emersons vertraut geworden sei.

Dieter hatte ich erst vor einigen Monaten auf meiner Suche nach erschwinglichen Büchern von Steiner kennen gelernt. Er hatte weit mehr von Steiners Werk gelesen als ich und bemühte sich redlich, alle, die irgendwie bereit waren, ihm zuzuhören, zur Anthroposophie Steiners zu «bekehren».

Kaum hatten wir uns im Schatten der Rosen niedergesetzt, da waren die beiden schon in ein hitziges Gespräch darüber verwickelt, wie man den Menschen am besten den Reinkarnationsgedanken nahe bringen kann.

«Warum sollen wir in Amerika auf Steiner zurückgreifen, wenn wir schon Leute wie Emerson haben», fragte Tom, «und dazu noch andere wie Henry David Thoreau oder Benjamin Franklin, die alle vor deinem Steiner gelebt haben? Sie haben alle den Glauben an Reinkarnation. Benjamin Franklin hat das sogar in seine Grabinschrift aufnehmen lassen. Ich habe eine Stelle aus Emersons Essay ‹Nominalist and Realist› mitgebracht, die möchte ich euch beiden sehr gern vorlesen.»

«Das mag schon sein, aber man kann doch nicht die seltenen und vagen Hinweise, die sich in der amerikanischen Literatur finden, mit einer ausgereiften, alle Lebensbereiche umfassenden, wissenschaftlichen Weltsicht vergleichen, die voll und ganz auf Reinkarnation gebaut ist. So etwas findest du doch nur bei Steiner», entgegnete Dieter.

«Da hast du wiederum Recht», gab Tom etwas nachdenklich zu. «Die volle Bedeutung einer Wahrheit zeigt sich erst in ihrer Auswirkung auf das Leben. Meine Frage ist aber, ob du etwas nur deshalb glaubst, weil Rudolf Steiner es sagt, oder ob es auf eigener Überzeugung, auf deiner eigenen Lebenserfahrung beruht. Was ist sonst der Unterschied zwischen, sagen wir, einem Katholiken, der alles gläubig übernimmt, was ihm seine Kirche sagt, und einem Menschen, der dem Steiner alles Mögliche nicht weniger gläubig abnimmt?»

«Aber Reinkarnation kann man doch beweisen», fuhr Dieter entschieden auf, «man muss sie nicht bloß glauben.»

«Du kannst Reinkarnation beweisen?», fragte Tom überrascht. «Wie meinst du das? Es hat immer wieder Menschen gegeben, die versucht haben, die Existenz Gottes zu beweisen. Auch sie gingen davon aus, dass man das nicht bloß glauben müsse. Aber es stellte sich bald heraus, dass ihre ‹Beweise› nur diejenigen überzeugen konnten, die ohnehin an die Existenz Gottes glaubten und keine Beweise brauchten. Alle die, die nicht an Gott glaubten oder glauben wollten, blieben davon völlig unbeeindruckt, weil sie diese Frage kaum interessierte. Wie willst du zum Beispiel jemanden davon überzeugen, dass es diesen See hier gibt, wenn er ihn nie gesehen oder irgendwie erlebt hat? Kannst du ihm die ‹Existenz› dieses Sees beweisen? Für ihn gibt es diesen See in Wirklichkeit nicht.»

«Darf ich etwas vorschlagen?», mischte ich mich ein. «Wir hatten ausgemacht, dass jeder von euch für unser Gespräch einen ihm wichtigen Text mitbringt – du, Tom, etwas von Emerson und Dieter etwas von Steiner. Wie wäre es, wenn wir zuerst hören, was die beiden zu sagen haben. Darin werden sich gewiss weitere Gedanken finden, über die wir dann miteinander sprechen können.»

Beide stimmten bereitwillig zu, und so begann Tom seinen Emerson zu lesen – aufmerksam und eindringlich, zuweilen, vor allem zum Ende hin, einen ganzen Satz wiederholend:

«Die Natur erhält sich in ihrer Ganzheit, und ihr Abbild vollständig in der Erfahrung jedes Einzelnen. Sie duldet in ihrer Schule keinen leeren Platz. Es ist ein Geheimnis die-

*ser Welt, dass alle Dinge erhalten bleiben und nicht sterben, sondern sich nur ein wenig unseren Blicken entziehen, um danach wiederzukehren. (...) Alle Menschen, alle Dinge, die wir gekannt haben, sind hier anwesend, und viele mehr noch, als wir sehen. Die Welt ist voll. Wie die Alten sagten, die Welt ist ausgefüllter Raum, sie ist massiv; und sähen wir alle Dinge, die uns tatsächlich umgeben, so wären wir gefangen und unfähig uns zu bewegen. (...) Nichts ist tot; die Menschen stellen sich tot, ertragen Scheinbegräbnisse und trauervolle Nachrufe, und da stehen sie und schauen aus dem Fenster, gesund und wohl, in einer neuen fremdartigen Verkleidung. Jesus ist nicht tot; er ist sehr wohl am Leben; und auch Johannes nicht, und Paulus, und Mohammed, und Aristoteles; zuweilen glauben wir, sie alle gesehen zu haben und könnten mühelos die Namen nennen, unter denen sie umhergehen.»***

---

* Im Original: *Nature keeps herself whole, and her representation complete in the experience of each mind. She suffers no seat to be vacant in her college. It is the secret of the world that all things subsist and do not die, but only retire a little from sight and afterwards return again. (...) All persons, all things which we have known, are here present, and many more than we see; the world is full. As the ancient said, the world is a plenum or solid; and if we saw all things that really surround us, we should be imprisoned and unable to move. (...) Nothing is dead; men feign themselves dead, and endure mock funerals and mournful obituaries, and there they stand looking out of the window, sound and well, in some new and strange disguise. Jesus is not dead; he is very well alive; nor John, nor Paul, nor Mahomet, nor Aristotle; at times we believe we have seen them all, and could easily tell the names under which they go.*

«Donnerwetter», sagte Dieter tief beeindruckt, «ich habe gar nicht gewusst, dass ihr in Amerika Leute von solchem Rang habt. Ich bin öfter in den Staaten gewesen, aber niemals habe ich jemanden dort solche Gedanken äußern hören. Ich habe auch bis jetzt nichts Vergleichbares auf Englisch gelesen. Wie kann so etwas den meisten Amerikanern völlig unbekannt sein? Es sei denn, es handelt sich hier um irgendeinen versteckten Hinweis, den Emerson ein- oder zweimal gegeben hat, ohne dass es für seine Weltanschauung oder für sein Leben irgendwelche Bedeutung gehabt hätte.»

«Dieter», unterbrach ich, «vielleicht sollten wir erst einmal auch Steiner hören, damit wir dann die beiden besser miteinander vergleichen können.»

«Da hast du vollkommen Recht», stimmte er entschieden zu. «Was ich vorhin zum Unterschied zwischen Emerson und Steiner sagen wollte, wird dann noch viel deutlicher werden. Bei dem Text von Steiner, den ich ausgewählt habe, handelt es sich um die Schilderung eines Falles, der wirklich vorgekommen ist, also nicht eines bloß ausgedachten. Ich lese ihn euch vor:

‹*Wie hat man den Fall karmisch zu betrachten, wenn der Mensch durch Krankheit des Gehirns zur Idiotie verurteilt ist?*› Auf diese Frage antwortet Steiner:

‹*Über alle solchen Dinge sollte eigentlich nicht durch Spekulation und Hypothesen, sondern aus der geheimwissenschaftlichen Erfahrung heraus gesprochen werden. Es soll daher die Frage hier durch ein Beispiel beantwortet werden, das wirklich vorgekommen ist. Ein Mensch war* *in einem vorhergehenden Leben verurteilt, durch ein unentwickeltes Gehirn ein Dasein der Stumpfheit zu führen. In der Zwischenzeit zwischen seinem Tode und einer neuen Geburt konnte er nun all die bedrückenden Erfahrungen eines solchen Lebens, das Herumgestoßenwerden, die Lieblosigkeit der Menschen in sich verarbeiten, und er wurde als ein wahres Genie der Wohltätigkeit wieder geboren.›»*[*]

«Steiner gibt hier ein Beispiel dafür», fuhr Dieter fort, «dass der Sinn des Schicksals, des so genannten ‹Karmas›, immer ein guter ist, dass es uns immer Dinge erleben lässt, welche uns weiterbringen können. Alles Leiden, jede Krankheit ist zwar in der Vergangenheit desjenigen begründet, der sie erlebt, ist aber nie als Bestrafung gedacht, sondern immer als eine Gelegenheit, auch aus den Fehlern zu lernen, das Bestmögliche daraus zu machen. Man kann zum Beispiel eine völlig neue Sichtweise auf behinderte Menschen in der eigenen Umgebung entwickeln, wenn man die Überzeugung gewinnt, dass jemand freiwillig ein Leben als geistig Behinderter verbringt, weil es ihm am besten ermöglicht, in sich die Begabung eines Genies der Wohltätigkeit auszubilden. Das ist bestimmt etwas, wozu längst nicht alle Menschen fähig sind. Nicht jeder kann ein solches Schicksal auf sich nehmen, nicht jeder hat die Kraft und die Ausdauer, es ein ganzes Leben durchzustehen.»

«For God's sake!», unterbrach Tom mit für ihn ungewöhnlicher Heftigkeit. «Um Gottes Willen, du kommst

---

[*] Aus: Rudolf Steiner Gesamtausgabe, Bibl.-Nr. 34, S. 376

mir mit einer Ladung von Behauptungen daher, die du noch dazu für selbstverständlich verkaufen möchtest, die aber alles andere als selbstverständlich sind! Denkst du vielleicht, dass die Freiwilligkeit der Behinderung, von der hier die Rede ist, zum Welt- und Menschenbild passen kann, das die meisten Menschen haben? Das Gegenteil ist der Fall: Du setzt mit deinem Steiner ein Weltbild voraus, das den allermeisten Leuten völlig fremd ist, das die meisten für verrückt hielten, wenn sie davon hörten. Und außerdem, was sagst du den Leuten, die diese Gedanken ausnutzen und zu einem Behinderten gehen und sagen: Du, das kann dir nur gut tun, was du da durchmachst. Das ist gar nicht so schlimm. Außerdem hast du es dir selber freiwillig ausgewählt, weil es genau zu deiner Vergangenheit passt.»

«Worauf es mir ankommt», fuhr Dieter etwas weniger selbstsicher fort, «ist gerade die Frage, auf welche Weise der Gedanke der Wiederverkörperung ganz tief ins Leben greifen kann. Durch den angeführten Fall wird klar, dass das jetzige Leben nur im Zusammenhang mit früheren und auch späteren Leben verständlich wird, genau so, wie ein Tag nur in Zusammenhang mit den vorausgehenden und den nachfolgenden Tagen überhaupt einen Sinn bekommt. Ein bestimmter Tag mag voller Schwierigkeiten und Schuftereien sein, weil wir irgendetwas Anspruchsvolles, etwas ganz Wichtiges vorbereiten wollen. Aber wir wissen, dass wir in den folgenden Tagen die Früchte unserer Mühen ernten werden. Sicher kann man das auch ausnutzen oder falsch verstehen, wie wenn man zu jemandem geht, der einen ganz schwierigen Tag durchmacht, und ihm sagt: ‹Das hast du dir selbst eingebrockt, das hast du selber gewollt.› Das mag wohl sein, aber wohin der schwierige Tag führt oder was daraus werden kann, ist doch viel wichtiger, als woher er kommt.»

«Das finde ich alles schön und gut, Dieter», sagte Tom, «aber ich frage mich: Woher soll ein Steiner das alles haben, was er da erzählt? Wie kann er seine Behauptungen in Bezug auf den Behinderten belegen? Und außerdem: All sein Reden und Schreiben geht doch zurück auf die Wende vom neunzehnten zum zwanzigsten Jahrhundert. Wenn da etwas dran ist, wie erklärst du dir, dass er bis heute selbst in Deutschland so gut wie unbekannt geblieben ist?»

«Ich tue alles, was ich kann, um ihn bekannt zu machen», erwiderte Dieter etwas traurig. «Er hat zwar Anhänger in der ganzen Welt, aber sie werden von vielen für Sektierer gehalten, und Steiners Gedanken werden von denen, die ihre Verbreitung nicht wünschen, oft furchtbar entstellt.»

«Wenn Steiners Beitrag für die heutige Menschheit so bedeutend ist, wie ihr beide behauptet», sagte Tom, indem er sich an mich wandte, «meine ich, dass man nach einer gewissen Zeit sehr genau unterscheiden muss zwischen dem ursprünglichen Impuls und dem, was die Anhänger daraus machen. Es ist wahrscheinlich nicht anders als mit dem ursprünglichen Geist des Christentums und dem, was Kirchen und Christen durch die Jahrhunderte daraus gemacht haben. Es würde mich nicht wundern, wenn viele Menschen ihr Bild von Steiner von seinen Anhängern bekommen hätten, ohne je die eigentliche Quelle unmittelbar kennen gelernt zu haben.»

Kaum hatte Tom geendet, da winkte uns meine Bekannte Angela vom Kartenhäuschen des winzigen Hafens zu – wir hatten eine Fahrt auf dem See geplant, und es war Zeit, auf die Fähre zu gehen.

Als junge Frau von Mitte zwanzig, war Angela von der Kirche bitter enttäuscht worden. Sie hatte sich gegen alles Kirchliche gewandt, wie viele ihrer italienischen Landsleute. Besonders getroffen hatte sie, dass die Kirche nach ihrer Auffassung den Menschen grundlegende Wahrheiten vorenthielt, nur um ihre Macht zu festigen. Gern und nachdrücklich zitierte sie Stellen aus der Bibel, die in ihren Augen die Wahrheit der Reinkarnation mit aller Deutlichkeit belegten. Sie hatte für unsere Seefahrt ihre ältere deutsche Freundin Maria mitgebracht, die bei ihr zu Besuch war.

Die kleine, nur wenig besetzte Fähre und das schöne Wetter boten unserer kleinen Gesellschaft eine gute Gelegenheit, die sich wandelnde Umgebung des Sees und der Berge, das Spiel von Wasser und Licht und nicht weniger das Zusammensein zu genießen. Wir saßen an einem kleinen Tisch hinter der Kabine des Steuermanns, und wie nicht anders zu erwarten, wandte sich unser Gespräch bald wieder dem vorigen Thema zu.

Als wäre es kindisch oder dumm, etwas anderes zu denken, sagte Angela in ihrem Eifer: «Was Christus über Johannes den Täufer sagt, kann doch nicht klarer sein. In allen Evangelien steht – überall in der Welt von den Christen aller Glaubensrichtungen nachzulesen –, dass Johannes der Täufer im früheren Leben der Prophet Elija gewesen ist, von dem die Schrift sagt, dass er wiederkommen sollte. Wie hätte Christus deutlicher aussprechen können, dass es Wiederverkörperung gibt, dass der Mensch das Leben auf der Erde wiederholt?» Und sie machte sich daran, noch andere Bibelstellen anzuführen ...

«Aber die Bibel», unterbrach Dieter, «wurde durch die Jahrhunderte auch von Menschen gelesen und für heilig gehalten, die von der Kirche verdammt wurden. Wie kommt es dann, dass selbst von diesen so genannten Ketzern keiner bemerkt hat, was deiner Ansicht nach da drinnen so klar ausgesprochen ist?»

«Und bist du ganz sicher, Angela», fügte Tom hinzu, «dass es an der Machtausübung der Kirche gelegen hat, dass solche Dinge in der Bibel noch nicht erkannt wurden? Die Tatsache, dass jemand Macht ausübt, bedeutet nicht zwangsläufig, dass dies die eigentliche Ursache von historischen Ereignissen ist. Nimm einen autoritären Familienvater, der sein fünfjähriges Kind tyrannisiert. Der Vater mag das Kind unterdrücken, aber das allein erklärt nicht, warum das Kind bestimmte Dinge noch nicht verstehen kann. Die eine Tatsache ist nicht die Ursache der anderen, beide sind voneinander unabhängig, jede muss für sich erklärt werden. So könnte es auch mit der Machtausübung der Kirche und der Fähigkeit der Menschen sein, die Bibel zu verstehen.»

«Nehmen wir dein Beispiel von Johannes dem Täufer, Angela», nahm Dieter Toms Gedanken auf. «Man kann nicht behaupten, die Kirche verberge die Wahrheit, die das

Evangelium ausspricht, denn jeder von uns hat Zugang zu diesem Text. Die Kirche hat bloß den Leuten ihre eigene Deutung untergeschoben und diese wird bis auf den heutigen Tag von vielen Menschen nicht hinterfragt. Die Menschen glauben einfach, was die Kirche ihnen sagt. Und der Kirche zufolge meint Christus hier, dass ein und derselbe Geist durch zwei Menschen spricht und handelt, durch Johannes den Täufer und durch Elija. Der Geist Gottes offenbart sich, so meint die Kirche, durch diese zwei Menschen auf gleiche oder ähnliche Weise. Und das hat doch nichts mit Wiederverkörperung zu tun oder?»

«Aber Christus sagt doch, dass Elija und Johannes der Täufer ein und derselbe Mensch gewesen ist?», beharrte Angela.

«Das sagst *du*, weil du diesen Gedanken da hineinliest», widersprach Dieter heftig, «aber der Text sagt es so nicht. Es ist mir übrigens immer ein Rätsel geblieben, warum Christus nicht ein einziges Mal klipp und klar gesagt hat: ‹Liebe Leute, hört gut zu, ich muss euch jetzt für euer Leben, für euren Umgang miteinander etwas ganz Wichtiges sagen: Es gibt für alle Menschen die Reinkarnation, jeder Mensch lebt mehrmals auf der Erde.› Wenn die Wiederverkörperung die wichtigste Tatsache der Entwicklung überhaupt ist, wenn das Bewusstsein davon die weitestreichenden Folgen für unser Leben haben kann und soll, warum sagt Christus das nirgendwo, er, der sich die Wahrheit nennt? Warum greift er zum Beispiel immer wieder zu Geschichten, zu so genannten Gleichnissen, die dann jeder auf seine Weise auslegen kann?»

Alle schwiegen. Auch der See schien außergewöhnlich schweigsam, der glatte Spiegel des Wassers war wie ein Bild der Ewigkeit, die steilen Berge auf beiden Seiten wie eingeschlafene Riesen, die mit spitzen Ohren auf jedes Wort der Menschen zu lauschen schienen. Nur der dumpfe, monotone Lärm des Schiffsmotors war zu hören, wie eine rauhe Stimme von ferne, aus dem Reich der Toten.

Angelas Freundin Maria schien mehr als die anderen in die Betrachtung des Sees versunken zu sein. Es war, als ob sie unserem Gespräch folgte und zugleich anderswo weilte. Alle paar Augenblicke schaute sie von uns weg zur Mitte des Sees, wo, was ich nicht bemerkt hatte, ihr Blick von jemandem gefangen war, der dort im Wasser schwamm.

«Glaubst du auch an Reinkarnation, Maria?», fragte Tom, um sie ins Gespräch zu ziehen.

«Ob ich daran glaube?», antwortete sie wie jemand, der nach Worten sucht. «Wenn ich sage, dass ich daran glaube, so könnte ich leicht missverstanden werden. Ich will lieber sagen: Ich bin völlig überzeugt davon.»

«Also glaubst du doch daran», gab Tom zufrieden zurück.

«Für mich sind das zwei ganz verschiedene Dinge, an etwas bloß zu glauben oder von etwas ganz überzeugt zu sein», erklärte Maria. «Ich glaube an etwas, wenn ich es für wahr halte, ohne es aber in seinen unmittelbaren Folgen für das Leben nachvollziehen zu können. Wenn jemand zum Beispiel sagt, er glaube an Gott, so will er damit ausdrücken, dass er ihn nicht greifbar genug erleben kann.

Eine Mutter wird in Bezug auf ihr Kind nicht sagen: ‹Ich glaube, ich habe ein Kind›, oder: ‹Ich glaube an die Existenz meines Kindes›. Sie ist den ganzen Tag mit ihm beschäftigt, sie erlebt weit mehr als einen bloßen Glauben an ihr Kind.»

«Willst du damit sagen», bohrte Dieter, «dass Reinkarnation für dich eine reale Erfahrung ist, ähnlich wie für die Mutter die Erfahrung ihres Kindes? Hast du etwa Erinnerungen an vergangene Leben?»

«Nein, nein», wehrte Maria entschieden ab. «Ich meine die Art, wie wir alle unser jetziges Leben durchleben können. Die Art und Weise, wie jeder von uns zum Beispiel die *Liebe* erlebt, lässt bei mir jeden Zweifel verschwinden, dass wir viele Male auf der Erde leben, dass unsere einzelnen Leben so weisheitsvoll miteinander verknüpft sind wie die einzelnen Tage des Lebens. Mit den vielen Leben ist es ganz ähnlich wie mit der Liebe: Kannst du beweisen, dass du jemanden liebst? Wenn ein Mensch einen anderen liebt, wird die Liebe sein ganzes Reden und Handeln prägen. Was soll er darüber hinaus noch beweisen? Er wird auch niemals sagen, dass er bloß glaubt, den geliebten Menschen zu lieben.»

«Meinst du damit», fragte Dieter noch einmal, «dass du die Gewissheit über die wiederholten Erdenleben durch die Erfahrung der Liebe im täglichen Leben erlangst? Wenn das so ist, so würde ich gern genauer hören, wie das für dich ist.»

«Am einfachsten kann ich das an einem der von dir getadelten Gleichnisse des Evangeliums erklären», antwortete Maria, «zum Beispiel an dem bekannten Gleichnis vom barmherzigen Samariter. Der ‹Große Samariter› – so möchte ich den Erzähler dieses Gleichnisses, den Christus nennen – wird von einem Schriftgelehrten gefragt, was er tun müsse, um das ‹ewige Leben›, das Beste, was es gibt, was die meisten Menschen ‹Glück› nennen, zu erlangen. Und der Christus antwortet: ‹Was sagt deine Heilige Schrift dazu, was liest du dort?› ‹Nun›, erwidert der Schriftgelehrte: ‹Es heißt da, *die Liebe* ist das Wichtigste, Liebe zu Gott und Liebe zum Nächsten.› ‹Brauchst du noch mehr?›, fragt ihn der Große Samariter. ‹Deine jüdische Thora hat doch Recht: Wenn du nach einer immer vollkommeneren Liebe strebst, findest du alles, was du brauchst, um glücklich zu sein.› Der Schriftgelehrte muss aber diese Antwort nicht gerade schmeichelhaft gefunden haben, und er versuchte, dem Christus eine Falle zu stellen. Die Schriftgelehrten deuteten damals ihre Heilige Schrift so, dass sie nicht jeden Menschen für den ‹Nächsten› eines Juden gelten ließen, sondern nur einen anderen Juden. Zu den ‹Nächsten› zählten nur diejenigen, die zum jüdischen Volk gehörten. Darum fragt der Schriftgelehrte: ‹Und wer ist mein Nächster?› Als Antwort auf diese Frage erzählt dann der Christus die wunderbare Geschichte vom barmherzigen Samariter.»

«Ich habe die Geschichte nicht genau im Kopf», gestand Tom etwas verlegen. «Würdest du sie uns noch einmal erzählen und uns dann sagen, wo du die Verbindung zur Reinkarnation siehst?»

«Das mache ich gern», antwortete Maria. «In meiner Jugend habe ich meine eigene Übersetzung des griechischen Textes gemacht und dabei versucht, so getreu und genau wie möglich vorzugehen, zuweilen auch auf Kosten einer flüssigen Sprache. Dieses Gleichnis hat mich durch mein ganzes Leben begleitet. Ich kann es auswendig, also passt auf:

Ein Mensch ging von Jerusalem nach Jericho hinab und fiel Räubern in die Hände, die, nachdem sie ihm seine Kleider genommen und ihn zusammengeschlagen hatten, verschwanden und ihn halb tot liegen ließen. Zufällig kam ein Priester, ein Diener Gottes, jene Straße hinab, sah ihn und ging auf der gegenüberliegenden Seite vorbei. Genau so kam auch ein Levit, ein Diener des Priesters, an diesen Ort, sah ihn und ging ebenfalls auf der gegenüberliegenden Seite vorüber. Ein Samariter aber, ein Ausländer, der auf Reisen war, stieß auf ihn und wurde, als er ihn erblickte, von Mitleid ganz ergriffen. Er ging zu ihm hin, verband seine Wunden, goss Öl und Wein darauf und hob ihn auf sein eigenes Lasttier, brachte ihn zu einer Herberge und sorgte für ihn. Am nächsten Morgen zog er zwei Silbermünzen heraus, den Lohn für zwei Tage, gab sie dem Gastwirt und sagte: Sorge für ihn, und was du darüber hinaus aufwendest, werde ich dir geben, wenn ich zurückkomme.» *

Maria erzählte ihre Geschichte mit der Anmut einer Großmutter, die der Enkelin ihr Lieblingsmärchen er-

* Vgl. Evangelium nach Lukas, Kap. 10, 25-37

zählt. Ich war so bezaubert, als hörte ich dieses Gleichnis zum ersten Mal in meinem Leben. Auch Tom brauchte eine Weile, ehe er seine Bitte wiederholen konnte:

«Du wolltest uns noch sagen, was diese Geschichte mit Wiederverkörperung zu tun hat.»

«Ja», sagte Maria etwas zögernd, «als der Große Samariter seine Geschichte zu Ende erzählt hatte, fragte er den Schriftgelehrten, welcher von den dreien zu einem echten ‹Nächsten› für den halb tot Daliegenden geworden sei. ‹Der doch, der Mitleid mit ihm empfand›, erwiderte der Schriftgelehrte. Da sagte der Christus zu ihm: ‹Dann gehe hin und tue desgleichen. Du wirst auch erfahren, was Liebe ist, und das wird dein ewiges Leben sein!› Der Schriftgelehrte musste wohl zugeben, dass er gegen die schöne Geschichte nichts einzuwenden hatte. Obwohl er nur seine Blutsverwandten und seine Landsleute für seine Nächsten hielt, konnte er nichts gegen einen fremden Samariter vorbringen, der das Leben eines Juden gerettet hatte. Heute brauchen wir nur ‹Palästinenser› statt ‹Samariter› zu sagen, und die Geschichte des Christus ist noch aktueller als damals. Hätte der Schriftgelehrte selbst halb tot am Weg gelegen, so hätte er die Hilfe gewiss nicht zurückgewiesen, selbst wenn sie von einem Ausländer gekommen wäre. Aber genau das hatte der Christus ihm sagen wollen: Echte Liebe kennt keine Grenzen, sie gilt ohne Unterschied und ohne Ausnahme allen Menschen der Erde.»

Alle schwiegen. Nach einer Weile fuhr Maria fort: «Und hier möchte ich euch etwas erzählen, was mir vor langer Zeit passiert ist. Ich hatte über diese Geschichte jahrelang nachgedacht, als mir eines Tages aufging, dass der Christus, der Große Samariter, die ihm gestellte Frage am Ende seiner Geschichte auf den Kopf stellt. Der Schriftgelehrte hatte ihn gefragt: ‹Wer *ist* mein Nächster?›, und der Christus hat die Frage einfach umgedreht: ‹Wer von den dreien ist für den halb Toten zum Nächsten *geworden*?› Noch heute kann ich mich an die Stelle im Wald erinnern, wo ich saß, als mir diese Einsicht kam. Ich sagte mir: Niemand kann doch von vornherein und ohne mein Zutun *mein* Nächster *sein*. Er wird nur dann zu meinem Nächsten, wenn ich selbst ihm nahe komme, wenn ich mit meiner Liebe zu *seinem* Nächsten *werde*. Ich muss lernen, jeden Menschen, der mir begegnet, so zu lieben, wie es der barmherzige Samariter mit dem tat, den er halb tot am Wege fand.»

«Das ist alles schön und gut, aber ich kann immer noch keinen Zusammenhang mit der Reinkarnation erkennen», unterbrach Dieter mit sichtlicher Ungeduld.

«Dazu komme ich jetzt gerade», erwiderte Maria gelassen. «In Bezug auf ein solches Gleichnis gibt es, wie mir scheint, nur zwei Möglichkeiten. Im ersten Fall leben wir alle nur einmal: Dann ist das in dieser Geschichte uns vorgestellte Ideal, das Vorbild des barmherzigen Samariters, nur eine schöne Theorie, eine reine Utopie. Keiner von uns kann in einem Leben wirklich so liebevoll werden wie der barmherzige Samariter. Der Christus hätte in diesem Fall ein unerreichbares Ideal hingestellt, das auf das praktische Leben wenig Auswirkungen hat.

Die zweite Möglichkeit ist die: Der Christus meint seine Geschichte ganz ernst, mit einem solchen Idealbild meint er etwas, was wir voll und ganz verwirklichen können. Er meint, jeder von uns kann mit jedem Menschen wirklich so liebevoll umgehen lernen wie der barmherzige Samariter. Aber dafür brauchen wir einfach weit mehr Zeit, als ein einziges Leben uns bietet!

Und das ist, was ich meinte, als ich vorhin sagte, ich bin ganz sicher, dass jeder Mensch mehrere Leben für seine innere Entwicklung zur Verfügung hat. Ich muss es weder einfach glauben noch theoretisch beweisen. Meine Fähigkeit zu lieben ist heute noch so schwach, so unvollkommen. Ich weiß mit Sicherheit, dass ich noch viele, viele Leben brauche, um meine Liebe so stark zu machen wie die Liebe des barmherzigen Samariters. Ich habe noch einen langen Weg vor mir, bis ich so weit bin und das Leiden jedes Menschen nicht nur als mein eigenes denken kann – das ist leicht, das kann in *einem* Leben geschehen –, sondern es auch als mein eigenes empfinden und erleben kann.

Bis dahin, dass auch mir das wehtut oder Sorge macht, was dem anderen wehtut und Sorge macht – und das nicht nur mit wenigen, sondern mit *allen* Menschen –, bis dahin brauche ich noch sehr viel Zeit. Ich habe keinerlei Zweifel, dass der Große Samariter in seiner überströmenden Liebe jedem von uns wieder und wieder ein Leben auf der Erde schenken will, um jedem die Möglichkeit zu geben, das Ideal der Liebe im eigenen Herzen volle Wirklichkeit werden zu lassen. Es kann nicht sein Wille sein, dass uns ständig das Gewissen plagt, weil wir das Ideal der Liebe als unerreichbar empfinden. Er kann doch nicht zulassen, dass wir ganz verzweifeln oder nach Entschuldigungen suchen, wenn wir überhaupt aufgeben, danach zu streben.»

Ich war von Marias Worten wie gefangen, ich hatte fast vergessen, dass wir uns auf einem Schiff mitten auf dem See befanden. Stundenlang hätte ich ihr zuhören können, denn sie schien mir Fragen zu beantworten, mit denen ich lange gerungen hatte. Ich meinte, durch sie zum ersten Mal zu begreifen, dass man nur im Laufe einer langen inneren Entwicklung zu der Tiefe des Gemüts gelangen kann, aus der heraus sie offensichtlich sprach.

Etwas Unglaubliches riss mich plötzlich aus meinem Grübeln. Nicht weit von unserer Fähre war gerade ein Motorboot vorbeigeschossen, und Maria bemerkte sofort, dass die Schwimmerin, die sie keinen Augenblick aus den Augen verloren hatte, wenige Meter davon entfernt in sein Kielwasser geraten war. Maria klopfte heftig an die Kabinenwand, um den Kapitän auf den Notfall aufmerksam zu machen. Doch er wollte offenbar nicht gestört werden. Zweifellos dachte er, sie übertreibe. Aber Maria ließ nicht locker und so verlor er schließlich die Geduld:

«Warum helfen Sie denn nicht selber? Es ist einer Fähre nicht gestattet, für einen Schwimmer irgendwo auf dem See zu stoppen.»

«Aber ich kann nur sehr schlecht schwimmen», gab Maria fast gebieterisch zurück. Doch der Fährmann hatte seinen Blick schon von ihr abgewandt.

Sie kam zu uns zurück und bestand darauf, dass wir dringend etwas tun müssten. Ich sah zu der Frau in dem immer noch unruhigen Wasser hinüber, war mir aber nicht sicher, ob sie wirklich Hilfe brauchte. Aber Marias Entschlossenheit überzeugte mich, dass sie eine ernste Gefahr erkannt hatte.

Es war klar, dass Maria nicht aufgeben würde. Ich überlegte: Was kann ich tun? Ich konnte zwar schwimmen, aber ein guter Schwimmer war ich nicht. So sah ich keine Möglichkeit für mich, der Frau im Wasser zu helfen. Die Wahrscheinlichkeit, dass wir beide ertrinken würden, schien mir viel zu groß. Trotzdem ließ mich der Anblick der Frau nicht los, denn es war mir einmal etwas Ähnliches passiert: Beim Schwimmen kam mir ein Motorboot zu nahe und ich wäre fast ertrunken.

Während mir diese Gedanken durch den Kopf schossen, sprang Maria – sie ließ gerade noch ihre Schuhe von den Füßen fallen – mir nichts, dir nichts ins Wasser. Ich sprang hinterher und dachte nur: Nicht von einem Ertrinkenden umklammern lassen! Schon gar nicht, wenn man kein Rettungsschwimmer ist. Deshalb griff ich nach Marias Hand, um sie zum Schiff zurückzuziehen, während ich nach einem Rettungsring rief. Doch Maria war offensichtlich fest entschlossen, die andere Frau zu retten.

Als sie begann, mich von der Fähre wegzuziehen, war mir klar, dass sie besser schwamm, als ich dachte. Ich staunte, wie gut sie sogar in Kleidern vorankam. Sie zog mich immer mehr zu der anderen Frau hin und schien keinen Augenblick daran zu zweifeln, dass sie sie retten würde. Ihr ganzer Wille schien darauf gerichtet, das zu tun, was hier getan werden musste. Und ihr Schwimmen schien immer besser zu werden! Ich gab unseren um Hilfe bemühten Freunden zuversichtliche Zeichen.

Aber würden wir die Frau rechtzeitig erreichen? Ihr Kopf tauchte immer häufiger ab.

Und wie lange ist es her, dass du aufgehört hast, an Wunder zu glauben, dachte ich plötzlich. Doch was du hier erlebst, geht weit über alles Gewohnte, ja selbst über alles hinaus, was du für möglich hältst. Erst sagte Maria, sie könne kaum schwimmen, und nun zieht sie eher dich vorwärts als du sie ...

Wir kamen näher und näher, es fehlten nur noch knapp zwanzig Meter, ich konnte die Frau jetzt viel deutlicher beobachten und musste Maria Recht geben: Sie war völlig erschöpft und fuchtelte hilflos und angstvoll mit den Armen. Es war mir unbegreiflich, wie sie sich so lange über Wasser gehalten hatte. Und ebenso unbegreiflich fand ich, dass wir immer zügiger auf sie zukamen.

Dann hatten wir sie erreicht; ein wenig länger und es wäre zu spät gewesen. Alles geschah aber so selbstverständlich, dass ich mich überhaupt nicht darüber wunderte. Es war, als hätte ein mächtiges Kraftfeld, wie eine unsichtbare magnetische Kraft, diese beiden Frauen über das Wasser hinweg unwiderstehlich zueinander hingezogen.

Es gelang uns, die Frau auf den Rücken zu drehen. Maria machte fast drollige Bewegungen im Wasser, und erst jetzt bemerkte ich, dass sie noch nicht einmal außer

Atem war und selig lächelte. Sie war weit weniger erschöpft als ich und half der anderen Frau wie eine erfahrene Rettungsschwimmerin.

Ich schaute mich um und sah nah am westlichen Ufer einen Fischer in seinem Boot. Der alte Mann bemerkte mein Winken und ruderte auf uns zu.

Als wir alle drei sicher in seinem Boot waren, betteten wir die völlig erschöpfte Frau auf ein Lager aus Fischernetzen. Ihr Kopf lag ein wenig erhöht, ihre Augen waren geschlossen und sie schien zu schlafen. Maria hatte sich neben sie gesetzt, sie strahlte überglücklich und wirkte frisch, als hätte sie sich nicht angestrengt. Liebevoll strich sie der Frau über die Stirn und glättete ihr die Haare. Der See lag wie ein endloser Spiegel vor uns, die goldene Abendsonne fing gerade an, das Wasser rot zu färben.

«Vor drei Tagen», begann Maria leise und langsam zu erzählen, «hatte ich einen Traum. Ich sah den barmherzigen Samariter an dem halb toten Mann vorbeikommen und ihm voller Liebe helfen. Denselben Traum hatte ich schon öfter gehabt, doch diesmal war etwas anders. Als der Ausländer aus Samaria und sein jüdischer ‹Nächster› auf dem Weg zur Herberge zusammen auf dem Maultier saßen, redeten sie in meinem Traum zum ersten Mal miteinander. Der verwundete Mann war so weit zu Kräften gekommen, dass er sprechen konnte. Er griff nach den Armen, die ihn hielten, und sagte: ‹Du bist so voller Liebe. Du kannst dir gar nicht vorstellen, wie dankbar ich dir bin. Ich wäre schon tot, wenn du – ein Fremder – mich nicht gerettet hättest. Nicht einmal der Priester meines eigenen Volkes, der mich im Sterben liegen sah, kam mir zu Hilfe. Ich wünschte mir so sehr, dass ich dir zum Dank in gleicher Weise helfen könnte.›

Dann hörte ich in meinem Traum, wie der barmherzige Samariter ihm antwortete: ‹Deine Dankbarkeit, dein Verlangen, mir meine Hilfe zu vergelten, lebt als eine starke Kraft in dir. Wenn du diese Sehnsucht in dir lebendig hältst, wird sie im Laufe der Zeit ein so starkes Band der Liebe zwischen uns erzeugen, dass wir immer wieder zueinander hingezogen werden. Du wirst dich unbewusst dort hingezogen fühlen, wo ich auf deine rettende Hilfe warte, so wie es mich unwiderstehlich zu dir hingezogen hat.› Als ich aus meinem Traum erwachte, war ich voller Freude, weil ich wusste, dass der barmherzige Samariter seine Worte zu mir gesprochen hatte. Ich fühlte mich ganz wie der Gerettete, der die Liebe des Samariters mit gleicher Liebe vergelten wollte.»

Maria schaute zu der Frau hin, die eben langsam ihre Augen öffnete. Sie war so weit zu Kräften gekommen, dass sie ihre Arme schon bewegen konnte. Sie fasste Marias Hand auf ihrer Stirn, zog sie an ihre Lippen heran und gab ihr einen zarten Kuss, während sie zum ersten Mal mit einem warmen Lächeln zu ihr aufschaute.

Marias Augen strahlten vor Freude, und nach einer Weile sagte sie zu mir gewandt: «Als ich den barmherzigen Samariter im Traum zum ersten Mal sprechen hörte, wusste ich mit innerster Gewissheit, dass seine Stimme mich dazu aufrief, sein Leben zu retten, um meine Dankbarkeit dafür zu zeigen, dass er mein Leben in ferner Vergangenheit gerettet hatte.»

Diese Worte Marias schlugen wie ein Blitz bei mir ein: Ich begriff auf einmal den Unterschied zwischen ihrer Art des Umgangs mit dem Gedanken der vielen Leben auf der Erde und unserer vorherigen Diskussion auf dem Schiff. Da hatten wir bloß nach theoretischen Beweisen gesucht, jetzt sah ich in Maria einen Menschen vor mir, in dem die Überzeugung der Wiederverkörperung und der Wirksamkeit der Schicksalskräfte zu einer sein ganzes Wesen durchdringenden *Kraft* geworden war. Ich konnte in Maria das Wirken der Kraft *erleben*, die sie mit der anderen Frau so eng verband, dass sie, die kaum schwimmen konnte, ihr das Leben rettete.

«Du sagtest aber, dass du nur sehr schlecht schwimmen kannst», wollte ich mich vergewissern. «Und wenn du ertrunken wärst?»

«Natürlich habe ich daran gedacht», antwortete sie. «Aber dieser Gedanke hat mir gar keine Angst gemacht. Die Botschaft meines Traums war für mich ganz eindeutig: Entweder werde ich jemanden retten, der in Lebensgefahr schwebt, oder ich werde selber gerettet, wenn ich Hilfe brauche. Sowohl das eine wie auch das andere würde geschehen aus Dankbarkeit, als Vergeltung für die rettende Liebe, die mir oder dem anderen in vergangenen Zeiten erwiesen wurde.»

Wie schmerzhaft fühlte ich meine Hilflosigkeit, als ich mich fragte: Was kann ich tun, um die Menschen auf die tragende Lebenskraft hinzuweisen, welche die Überzeugung von Reinkarnation und Karma in uns erzeugen kann? Was kann ich tun, um so vielen Menschen wie möglich die Schönheit eines Lebens, das von solchen Gedanken geprägt wird, nahe zu bringen? Wie kann ich die Menschen davon überzeugen, dass wir alle sehr dringend solche Gedanken brauchen, wenn wir die immer bedrohlicher werdenden Wellen von Gewalt und Zerstörung eindämmen wollen, die der Sinnlosigkeit eines Lebens, das wir uns wie eingemauert zwischen Geburt und Tod vorstellen, entspringen?

Der alte Fischer ruderte gemächlich, rhythmisch auf das Ufer zu, als würde er nicht in der Zeit, sondern in der Ewigkeit leben.

Ich fragte Maria: «Hast du jemals von einem gewissen Rudolf Steiner gehört? Er ist mir in meinem jetzigen Lebensabschnitt sehr wichtig geworden.»

«O ja», sagte sie lebhaft, «meine Eltern kannten ihn persönlich. Ich bin im Süden Deutschlands in einer Umgebung aufgewachsen, die noch voller Erinnerungen an Rudolf Steiner war.»

«Warum hast du ihn vorhin denn nicht erwähnt», fragte ich sie, «als wir über Reinkarnation sprachen?»

«Ihr habt über Wiederverkörperung bloß diskutiert», sagte sie mit einem leisen Lächeln, «und ich weiß aus eigener Erfahrung, dass solche Diskussionen uns der Wahrheit kaum näher bringen. Solche Gedanken beginnen erst dann überzeugend zu wirken, wenn man beginnt, danach zu leben. Wenn jemand an Reinkarnation bloß glaubt und genauso wie jemand lebt, der nicht daran glaubt, so nützt ihm dieser Glaube sehr wenig. Was hat es für einen Sinn, Wiederverkörperung oder Karma theoretisch beweisen zu wollen, wenn das in unserem Leben nichts ändert? Nicht umsonst hat der Christus, der Große Samariter, eine solche Wahrheit nicht offen ausgesprochen. Er wollte uns lieber helfen, in der Liebe so zu wachsen, dass wir durch das Leben selbst, durch unsere Begegnungen mit anderen Menschen, zu dieser Überzeugung kommen.»

«Und doch», erwiderte ich, «scheint die heutige Menschheit nichts so dringend zu brauchen wie diese Überzeugung. Von ihr allein kann doch die Kraft kommen, die uns ermöglicht, mehr Liebe zueinander zu zeigen. Nur wenn wir von den wiederholten Erdenleben wissen, können wir den Drang überwinden, alles in einem Leben zu erreichen oder das Unmögliche zu erzwingen. Wir würden aufhören, ungerecht miteinander zu sein, weil wir wüssten, dass von einem Leben zum nächsten jeder genau das erntet, was er gesät hat. Nur wenn wir wüssten, dass uns nichts so nachhaltig prägt wie das, was wir anderen antun, dass jeder heute genau das erlebt, was er anderen in der Vergangenheit getan hat, würden wir die Kraft finden, menschlicher miteinander umzugehen. Wir würden uns nicht über Ungerechtigkeiten beklagen, auch würden wir verantwortungsvoller mit der Erde umgehen, wenn wir uns bewusst wären, dass wir immer wieder zu ihr zurückkehren, um unseren Körper mit den Kräften aufzubauen, die wir selbst der Erde in früheren Zeiten ‹einverleibt› haben. Wir würden mit der Überzeugung leben, dass wir in den Naturreichen nur die Wirkungen unserer eigenen Taten wieder finden können.»

Maria schaute mich eine Weile nachdenklich an. Dann blickte sie hinaus auf den See, der jetzt wie ein Feuermeer in der Abendsonne erglühte, und sagte:

«Es ist gewiss keine leichte Sache, die Dringlichkeit dieser Gedanken für die heutige Menschheit zu empfinden, ohne innerlich ungeduldig zu werden. Das Einzige, was uns da helfen kann, ist die Liebe. Wenn wir danach streben, alle Menschen immer inniger zu lieben, so wird uns auch für jeden Augenblick des Lebens das Richtige eingegeben. Je mehr ein Mensch liebt, umso mehr empfindet er die Dringlichkeit der eigenen Entwicklung, und dies macht ihn geduldig und gelassen im Umgang mit den anderen Menschen. Wenn uns bewusst wird, wie langsam unsere eigene innere Entwicklung vor sich geht, können wir die Schwächen der anderen besser ertragen.»

«Vorhin hast du gemeint», sagte ich, «dass wir allein durch unsere Lebenserfahrung, nicht bloß in der Theorie, die Überzeugung erlangen können, dass wir uns mitten in einer Reihe von sinnvoll aufeinander aufbauenden Erdenleben befinden. Wie wird Wiederverkörperung zu einer konkreten Erfahrung?»

«Ich kann dir ein Beispiel aus meinem eigenen Leben geben», antwortete sie. «Ich war bereits einige Jahre verheiratet und hatte kleine Kinder, als ein anderer Mann in mein Leben kam. Ich hatte keinen Zweifel, dass uns eine tiefe Beziehung verband, denn die Anziehung war auf beiden Seiten sehr stark und wollte nicht nachlassen. Damals las ich die schöne Geschichte von Tristan und Isolde, und auf einmal verstand ich, dass dies auch eine Geschichte über Wiederverkörperung ist! Isolde muss einerseits König Marke die Treue halten, weil sie seine Gemahlin ist, aber sie kann andrerseits von Tristan nicht lassen wegen des Liebestranks, der sie unwiderstehlich zueinander zieht. Die ganze Dramatik liegt in ihrer Entschlossenheit, allen Widerständen zum Trotz beiden Menschen gerecht zu werden – was aber äußerlich unmöglich gelingen kann. Mir wurde jetzt klar: Die einzige Lösung für Isolde ist die Möglichkeit, in einem späteren Leben all das auszuleben, was sie im jetzigen nicht erleben kann. Zu dieser Zeit wusste ich noch nicht, dass die feste Überzeugung von einer erneuten Lebenschance eine solche Kraft, jemandem innerlich treu zu bleiben, in uns erzeugen kann, auch wenn man bis zum nächsten Leben warten muss, um die Beziehung zu ihm auch äußerlich auszudrücken. Ich fühlte damals, wie mein inneres Verhältnis zu jenem Mann noch schöner und tiefer wurde, nachdem ich mich entschlossen hatte, mit dem äußerlichen Ausdruck unserer gegenseitigen Liebe ein ganzes Leben zu warten. Sind nicht immer diejenigen Dinge in unserem Leben die kostbarsten, um die wir am beharrlichsten gerungen und auf die wir am längsten gewartet haben?

Aber das sind wohl Fragen, die jeder für sich selbst beantworten muss. Wenn ich andere Menschen dazu bringen wollte, so zu denken und so zu handeln wie ich mit jenem Mann, so würden mich die meisten nur auslachen, sie würden mich gar für verrückt halten. Doch die zwei sonst üblichen Lösungen sind beide unbefriedigend: Folgst du dem Rat von moralisch eher konservativen Menschen, so wirst du eine solche Beziehung konsequent ablehnen, aber damit verdrängst du etwas ganz Wichtiges in dir. Die liberalere Lösung heißt: Mach es einfach, lebe es aus! Doch dem, was wir in einem Leben voll ausleben können, ohne uns selbst und andere zu zermürben, ist ohne Zweifel eine Grenze gesetzt.»

«Können wir denn nicht anderen Menschen helfen», fragte ich, «diese wichtige Wahrheit in eine Lebenserfahrung zu verwandeln? Ist es dir je gelungen, jemand anderen von der Wiederverkörperung zu überzeugen?»

«Wir können füreinander sein», antwortete sie, «was der Gärtner für die Pflanzen ist. Natürlich können wir viel füreinander tun, indem wir uns gegenseitig anregen, in unserem Denken immer weiterzukommen. Aber jeder kann nur in seinem eigenen Denken weiterkommen, in der Fähigkeit, die Dinge des Lebens selber zu durchschauen. Früher wollte ich anderen Menschen meine eigenen Überzeugungen beibringen, bis es mir klar wurde, dass auf die großen Fragen des Lebens jeder selbst seine Antworten zu finden hat. Die innere Armut vieler Menschen liegt heute gerade darin, dass sie zu beschäftigt sind, um tiefere Fragen überhaupt zu stellen. Ihre ganze Zeit und Kraft wird von den materiellen Anforderungen des Lebens aufgebraucht.

Vor Jahren wurde eine meiner besten Freundinnen schwanger. Sie hatte sich die ganze Zeit sehr überzeugt von Wiederverkörperung gegeben, und dennoch überlegte sie, das Kind abzutreiben. Wir sprachen über einen der wichtigsten Zusammenhänge von einem Leben mit dem darauf folgenden, der uns beiden vertraut war: Wie wir die Menschen, die in einem Leben unsere Blutsverwandten sind, mit denen wir von Geburt an zusammen sind, um die Mitte des vorigen oder des nächsten Lebens frei als unsere besten Freunde wählen. Wir meinten beide ganz gut zu wissen, dass die Unfreiheit, die mit einer Blutsverwandtschaft verbunden ist, der Ausgleich für eine frei geschlossene Beziehung in einem vergangenen Leben ist.

Nie werde ich den Tag vergessen, an dem mir meine Freundin mitteilte, sie habe sich gegen eine Abtreibung und für das Leben ihres Kindes entschieden. Sie erzählte mir strahlend vor Freude, sie habe über Wochen hinweg mit ihrem Kind gesprochen, und es habe ihr von ihrer frei gewählten Freundschaft im vergangenen Leben erzählt und ihr beteuert, es könne die Zeit nicht erwarten, um alle Unliebsamkeit, die es ihr beim Verteidigen der eigenen Freiheit entgegengebracht hätte, wieder gutzumachen. Ihr künftiges Kind gab ihr so viel Kraft und Lebensfreude, dass sie keinen Zweifel mehr hatte, sie würde von ihm jede Hilfe bekommen, die sie brauchte, um ihm eine gute Mutter zu werden.»

«Jetzt kann ich es besser verstehen», überlegte ich laut, «wie wir das richtige Gleichgewicht zwischen Ungeduld und Gelassenheit finden können. Wo es um die Entwicklung anderer geht, dürfen wir nur von außen helfen, da hilft nur die innere Geduld. Aber für unsere eigene

Entwicklung dürfen wir ungeduldig sein, da ist Dringlichkeit am richtigen Platz.»

«Ich glaube», führte Maria weiter aus, «der Gute Samariter hat uns einen Menschen wie Rudolf Steiner geschenkt, um die heutige Menschheit vor allem auf das Entwicklungsgesetz von Wiederverkörperung und Karma hinzuweisen. Wie oft hat er betont, dass wir uns ohne dieses Bewusstsein, ohne seine Auswirkung im täglichen Leben, in einen Abgrund von endlosem Leiden und Selbstzerstörung stürzen würden. Aus diesem Grunde bitte ich den Christus, den Großen Samariter, jeden Tag, uns allen zu helfen, denn wir sind wirklich alle halb tot, wie der Mensch in seinem Gleichnis: Wir erleben nur die materielle Hälfte der Welt, und für die andere Hälfte, für die geistige, sind wir so gut wie tot. Auch wenn wir uns seiner Gegenwart noch nicht bewusst sind, heilt er mit sanfter Liebe unsere Wunden und schenkt uns großherzig ein Leben nach dem anderen, damit wir genügend Gelegenheit finden, füreinander zu ‹Nächsten› zu werden.»

Wir näherten uns dem Ufer an einer Stelle, wo die Berge steiler ins Wasser tauchten. Ich schaute auf den in sich ruhenden Blick des schweigsamen Fischers und hörte auf den zeitlosen Schlag seiner Ruder. Die Frage stieg in mir auf: Und was warst du uns in lang vergangenen Zeiten, was taten wir dir, dass du diesmal für uns zum ‹Menschenfischer› werden konntest?

Die Sonne war hinter den Bergen verschwunden, auf dem silbernen Wasserspiegel hatte sie lange Schatten geworfen. Maria nahm die andere Frau in den Arm, um ihr ans Ufer zu helfen, und ich dachte: So muss die Umarmung des barmherzigen Samariters gewesen sein, so ist immer und überall die Umarmung der Liebe, die uns alle umschließt.

Die zwei Frauen standen eine Weile Arm in Arm am Ufer und schauten dem Fischer nach, wie er hinausruderte, auf die Sonne zu, die gerade wieder in einer Spalte zwischen zwei Felsen herauskam. In der Mitte der Öffnung angelangt, erglühte sie wie neu geboren als feurige Kugel und verwandelte in wenigen Augenblicken ein zweites Mal den Wasserspiegel in ein Feuermeer. Ich war nur wenig von den Frauen entfernt und sah Maria mitten in der Sonne stehen. Die lichtvollen Gedanken, die ich von ihr gehört hatte, schienen mir in diesem Sonnenlicht zu strahlen.

Die Sonne, die den Tag über helles Licht verbreitet hatte, schickte sich jetzt an, als roter Feuerball in die Nacht zu gehen. Was am Anfang Licht ist, so kam mir in den Sinn, wird von der Zeit als Wärme neu geboren. Das muss der Sinn all unserer Tage auf der Erde sein: eine Welt leuchtender Weisheit in eine Welt erwärmender Liebe zu verwandeln. Und was hatte ich bei Maria anderes erlebt, wenn nicht eine helle Weisheit, die sich im Laufe eines langen Lebenstages in eine warme Liebe verwandelt hatte?

Die Sonne war ein Stück weiter nach unten, weiter nach Norden gerückt. Beide Frauen standen jetzt mitten in ihrem Licht, zwei Menschen als ein Mensch, von der Sonne mit der Sonne zu einer Einheit verschmolzen. Bis der Schmelztiegel der Liebe alle Menschen vereinigt, so sagte ich mir, bis Menschenherz und Sonnengeist eins werden, so lange wartest du, Erde, unser aller Mutter, auf unser aller Wiederkehr.

Rudolf Steiner

Drei Vorträge in Stuttgart und Berlin

I.

Wiederverkörperung und Karma:
ihre Bedeutung für das Leben
und für die menschlichen Beziehungen

Stuttgart, 20. Februar 1912

II.

Wiederverkörperung und Karma:
ihre Bedeutung für die Kultur
der Gegenwart

Stuttgart, 21. Februar 1912

III.

Wiederverkörperung und Karma:
ein gesteigertes Verantwortungsgefühl
für Erde und Mensch

Berlin, 5. März 1912

I.

Wiederverkörperung und Karma: ihre Bedeutung für das Leben und für die menschlichen Beziehungen

Stuttgart, 20. Februar 1912

Wenn wir das Leben in Betracht ziehen, wie es sich um uns herum abspielt, wie es sozusagen seine Wogen hereinwirft in unser Inneres, in all das, was wir selber während unseres physischen Erdendaseins empfinden, worunter wir zu leiden haben, worüber wir uns zu freuen haben, so können wir mehrere besondere Gruppen oder Arten von Erlebnissen ins Auge fassen.

Wir finden zunächst, wenn wir mehr *auf uns selbst* schauen, auf dasjenige, was in unseren Fähigkeiten, in unseren Talenten liegt, wir finden, wenn uns dieses oder jenes gelingt, dass wir uns sagen können: Nun, nachdem wir schon einmal dieser oder jener Mensch sind, ist es ganz natürlich und begreiflich, dass uns dieses oder jenes gelingen musste.

Wir können aber auch gewisse Misserfolge, die uns getroffen haben, vielleicht gerade das, was wir als Missgeschick und Unglück bezeichnen müssen, weil es uns nicht gelungen ist, begreiflich finden im ganzen Zusammenhang unseres Wesens.

Vielleicht gelingt es uns nicht immer, in solchen Fällen genau hinzuweisen, wie dieser oder jener Misserfolg, dieses oder jenes, was uns nicht gelungen ist, zusammenhängt mit unserer Unfähigkeit nach dieser oder jener Richtung. Aber wenn wir uns dann im Allgemeinen sagen müssen: Du warst ja in vielen Beziehungen im jetzigen Erdendasein ein leichtsinniges Subjekt, da kannst du begreifen, dass du unter Umständen «verdientermaßen» diesen oder jenen Misserfolg haben musst – dann können wir vielleicht nicht ganz unmittelbar den Zusammenhang einsehen zwischen Misserfolg und Unfähigkeit, aber im Allgemeinen doch begreiflich finden, dass wenn wir leichtsinnig waren, nicht alles wie am Schnürchen gelingen musste.

Von dem, was jetzt besprochen worden ist, können Sie sich denken, dass wir gewissermaßen eine Art ursächlichen Zusammenhangs einsehen könnten mit dem, was geschehen musste aus unseren Fähigkeiten oder Unfähigkeiten heraus.

Es gibt aber viele Dinge im Leben, bei denen wir, auch wenn wir noch so genau zu Werke gehen, nicht erreichen, das, was uns gelingt oder misslingt, ohne weiteres in Zusammenhang zu bringen mit unseren Fähigkeiten oder Unfähigkeiten, bei denen uns gewissermaßen undurchsichtig bleibt, wie wir dieses oder jenes verschuldet haben oder wie wir es verdient haben.

Kurz, wenn wir mehr unser Innenleben ins Auge fassen, werden wir unterscheiden können zwischen zwei Gruppen von Erlebnissen: Die eine Gruppe ist die, bei der wir uns bewusst sind, wie es mit den Ursachen unseres Gelingens und Misslingens bestellt ist; bei der anderen Gruppe werden wir einen solchen Zusammenhang nicht überschauen können.

Bei dieser letzteren Gruppe wird es uns mehr oder weniger als «Zufall» erscheinen, dass gerade dieses uns misslungen, ein anderes uns gelungen ist. Wir wollen uns zunächst merken, dass es im Leben diese letztere Gruppe von Tatsachen und Erfahrungen hinlänglich gibt, und wollen später das Augenmerk auf diese Gruppe einmal lenken.

Wir können dann, entgegen dem, was jetzt besprochen worden ist, *unser äußeres Schicksal* mehr ins Auge fassen. Da werden wir wiederum eigentlich zwei Gruppen von Tatsachen in Bezug auf unser äußeres Geschick ins Auge fassen müssen.

Wir können solche Fälle ins Auge fassen, bei denen wir innerlich einsehen, dass in Bezug auf Ereignisse, die uns treffen – also nicht, was wir selber unternommen haben –, wir gewisse Dinge sozusagen selber herbeigeführt haben, «schuld» sind an solchen Dingen.

Aber von einer anderen Gruppe werden wir sehr geneigt sein zu sagen: Wir können den Zusammenhang nicht einsehen mit dem, was wir gewollt, was wir beabsichtigt haben. Es sind diejenigen Ereignisse, bei denen man im gewöhnlichen Leben davon spricht, dass sie wie ein Zufall, der scheinbar mit nichts anderem, was wir selber herbeigeführt haben, zusammenhängt, in unser Leben hereingebracht worden sind.

Diese zweite Gruppe ist es, die wir jetzt ins Auge fassen wollen mit Bezug auf das innere Leben, also die Ereignisse, von denen wir nicht einsehen können, dass sie als etwas Direktes, Unmittelbares mit unseren Fähigkeiten und Unfähigkeiten zu tun haben; äußere Ereignisse also, das, was wir «Zufallsereignisse» nennen, von denen wir von vornherein nicht die Einsicht gewinnen können, dass sie durch irgendetwas Vorhergehendes herbeigeführt worden sind.

Nun kann man einmal probeweise sozusagen mit diesen beiden Gruppen von Erlebnissen eine *Art Experiment* machen. Das Experiment verpflichtet einen ja zunächst zu nichts. Man probiere sozusagen nur einmal dasjenige, was jetzt gesagt, was jetzt charakterisiert werden soll.

Wir können das Experiment machen, indem wir uns vorstellen: Wie wäre es denn, wenn wir einmal eine Art von künstlichem Menschen konstruieren würden, so einen künstlichen Menschen uns ausdenken würden, dass wir von diesem *künstlichen Gedankenmenschen*, den wir uns ausgedacht haben, sagen würden: Gerade diejenigen Dinge, von denen wir keinen Zusammenhang wissen mit unseren Fähigkeiten, die seien so, dass wir den künstlichen Menschen, den wir in Gedanken ausdenken, begaben mit den Eigenschaften und Fähigkeiten, welche diese bei uns unbegreiflichen Dinge herbeigeführt haben. Also ein Mensch, der solche Fähigkeiten hat, dass ihm das gelingen oder misslingen muss, wovon wir uns nicht zuschreiben können, dass es uns nach unseren Fähigkeiten oder Unfähigkeiten gelinge oder misslinge.

Wir stellen ihn uns also vor als einen solchen Menschen, welcher künstlich, ganz absichtlich herbeigeführt hätte die Dinge, welche zufällig in unserem Leben eingetreten zu sein scheinen.

Man kann von einfachen Beispielen ausgehen, um das zu erläutern. Nehmen wir an, ein Ziegelstein wäre auf unsere Schulter gefallen und hätte uns an der Schulter verletzt. Da werden wir zunächst geneigt sein zu sagen: Das ist ein Zufall.

Aber wir konstruieren einen künstlichen Menschen – probeweise zunächst, wie ein Experiment –, der folgende sonderbare Sache machen würde: Ein Mensch, der auf das Dach steigt und dort rasch einen Ziegelstein loslöst, aber nur so weit, dass der Stein noch einen gewissen Halt behält. Dann läuft der künstliche Mensch schnell wieder hinunter, so dass, wenn der Stein sich loslöst, er gerade auf seine Schultern fällt!

So machen wir es in Bezug auf alle Ereignisse, von denen uns einfällt, dass sie «zufällig» in unserem Leben eingetreten sind. Einen künstlichen Menschen konstruieren wir, der alles verschuldet oder herbeiführt, wovon wir im gewöhnlichen Leben nicht einsehen können, wie es mit uns zusammenhängt.

Wenn man das tut, so könnte es zunächst ausschauen wie ein bloßes Gedankenspiel. Und es verpflichtet auch zu nichts, wenn man das tut. Aber eine Merkwürdigkeit stellt sich heraus, wenn man das tut: Wenn man einen solchen Menschen ausgedacht hat und ihn begabt hat mit den geschilderten Eigenschaften, dann macht dieser künstliche Gedankenmensch einen ganz merkwürdigen Eindruck auf uns. Wir kommen nämlich von dem Bild eines Menschen, das wir da gemacht haben, obwohl es so scheinbar künstlich konstruiert ist, nicht mehr los! Es fasziniert uns, es macht den Eindruck, als ob es irgendetwas doch mit uns zu tun haben müsste. Dafür sorgt schon die Empfindung, die man hat gegenüber dem künstlichen Gedankenmenschen: Wenn man sich recht sehr hineinvertieft in dieses Bild, so lässt es einen ganz sicher nicht mehr los.

Ein merkwürdiger Prozess bildet sich in unserem Gemüt, wir kommen zu einem inneren Gemütsprozess, den der Mensch alle Augenblicke durchmacht, ein Prozess, den man vergleichen kann mit Folgendem: Wir können irgendetwas denken, können einen Entschluss fassen. Wir brauchen dazu etwas, was wir einmal gewusst haben, und wir wenden alle möglichen künstlichen Mittel an, um uns auf das zu besinnen, was wir gewusst haben.

Bei diesem Anstrengen, in das Gedächtnis etwas heraufzurufen, was uns entfallen ist, machen wir natürlich einen Gemütsprozess durch: das «Uns-Besinnen», wie wir es im gewöhnlichen Leben nennen. Und alle die Gedanken, die wir zu Hilfe nehmen, um uns auf etwas zu besinnen, sind Hilfsgedanken. Versuchen Sie es nur einmal, darauf zu kommen, wie viel Sie oftmals solche Hilfsgedanken aufwenden müssen, die Sie dann wieder fallen lassen, um auf das zu kommen, was Sie wissen wollen. Solche Hilfsgedanken sind dazu da, dass sie den Weg eröffnen auf das zu Besinnende, das wir eigentlich gegenwärtig brauchen.

Gerade so, nur wie etwas weit Umfassenderes, ist jener Gedankenmensch, den wir geschildert haben, ein Hilfsprozess. Er lässt uns nicht mehr los, er arbeitet in uns so, dass wir sagen: Er ist etwas, was als Gedanke in uns wohnt, etwas, was da fortwirkt, was sich umwandelt in uns, was tatsächlich sich umwandelt zu der Idee, zu dem Gedanken, der nun auftritt wie etwas, was uns einfällt, wenn wir uns im gewöhnlichen Erinnerungsprozess besinnen, der auftritt wie etwas, was uns überwältigt.

Wie wenn etwas sagen würde: So kann er nicht bleiben, er ändert etwas um in dir, er entfaltet Leben, er wird zu etwas anderem. Das drängt sich uns auf. Machen Sie das Experiment! Es drängt sich uns so auf, dass er uns sagt: Ja, das ist etwas, was mit einem anderen als deinem jetzigen Erdendasein einiges zu tun hat.

Eine Art Besinnung auf ein anderes Erdendasein – *der* Gedanke tritt ganz bestimmt auf. Es ist mehr ein Gefühl als ein Gedanke, eine Empfindung, aber eine solche, wie wenn wir das, was im Gemüt auftritt, so fühlen wie das, was wir selber einmal in einer früheren Inkarnation auf dieser Erde waren.

Geisteswissenschaft ist eben durchaus, wenn wir sie als etwas Ganzes betrachten, nicht bloß eine Summe von Theorien, von Mitteilungen von Tatsachen, die da bestehen, sondern sie gibt uns Vorschriften und Anweisungen, wie man dies oder jenes erreichen wird. Die Geisteswissenschaft sagt: Du wirst mehr und mehr dahin geführt, dass du dich leichter besinnen kannst, wenn du dies oder jenes machst.

Man kann auch sagen – das ist durchaus aus dem Gebiet der Erfahrung geschöpft –: Wenn du so vorgehst, bekommst du einen Gemütseindruck, einen *Gefühlseindruck* von dem Menschen, der du früher warst.

Wir kommen da zu dem, was man nennen könnte eine Erweiterung unseres Gedächtnisses. Nun ist dies, was sich uns da eröffnet, wirklich zunächst nur eine Gedankentatsache, solange wir den geschilderten Gedankenmenschen konstruieren. Aber der Gedankenmensch bleibt nicht Gedankenmensch. Er verwandelt sich in Empfindungs-, in Gemütseindrücke, und indem er dies tut, wissen wir: In dem, was wir empfinden, haben wir etwas zu tun mit unserer vorhergehenden Inkarnation. Unser Gedächtnis erweitert sich auf unsere frühere Inkarnation.

In dieser Inkarnation erinnern wir uns an die Dinge, bei denen wir mit unseren Gedanken zugegen sind. Sie alle wissen, dass man sich verhältnismäßig leicht erinnert an die Dinge, in welche in uns unsere Gedanken hereingespielt haben. Im gewöhnlichen Leben bleibt aber nicht so leicht lebendig dasjenige, was in unser Gefühl hereingespielt hat.

Wenn Sie versuchen, zurückzudenken an das, was Ihnen großen Schmerz gemacht hat vor zehn, zwanzig Jahren, so werden Sie sich leicht an die Vorstellung erinnern, an das, was sich abgespielt hat, werden Sie sich in Ihren Vorstellungen zurückversetzen. Aber zu einer lebendigen Empfindung des damals empfundenen Schmerzes können wir nicht gelangen. Der Schmerz verblasst, die Erinnerung an ihn ergießt sich in unsere Vorstellung.

Was jetzt geschildert worden ist, ist ein Gemütsgedächtnis, ein *Gefühlsgedächtnis*. Und in der Tat, als solches fühlen wir unsere frühere Inkarnation. In der Tat tritt das auf, was wir nennen können eine Erinnerung an frühere Inkarnationen. Es kann ja nicht so ohne weiteres angesehen werden als das, was in die gegenwärtige Inkarnation hereinspielt, was Träger der Erinnerung ist an frühere Inkarnationen.

Bedenken Sie nur einmal, wie innig verwachsen unsere Vorstellungen mit dem *Ausdruck* der Vorstellungen sind – mit unserer Sprache. Die Sprache ist die verkörperte Vorstellungswelt. Und die Sprache muss ein jeder Mensch in den einzelnen Leben wieder lernen. Als Kind muss der größte Sprachforscher oder Sprachkenner mit Mühe seine Muttersprache erlernen. Es ist noch nicht der Fall vorgekommen, dass ein Gymnasiast das Griechische leicht lernte, weil er sich rasch erinnert hat an das Griechisch, das er in früheren Inkarnationen gesprochen hat!

Der Dichter Hebbel hat mit einigen Gedanken den Plan eines Dramas aufgezeichnet, das er schreiben wollte. Schade, dass er es nicht getan hat, es wäre ein sehr interessantes Drama geworden. Die Handlung war so gedacht, dass der wieder verkörperte Platon als Gymnasiast bei der Erklärung des alten Platon die allerschlechteste Zensur bekäme! Leider ist der Plan Hebbels nicht zur Ausführung gekommen. Wir brauchen nicht bloß daran zu denken, dass die Lehrer zum Teil pedantisch sind und so weiter.

Wir wissen, dass das, was Hebbel aufzeichnete, darauf beruht, dass das Vorstellungsmäßige, was sich auch in den unmittelbaren Erfahrungsvorstellungen abspielt, mehr oder weniger unmittelbar beschränkt ist auf die gegenwärtige Inkarnation. Und es ist so, wie jetzt angedeutet worden ist, dass die erste Impression, der erste Eindruck von der vorhergehenden Inkarnation, unmittelbar auftritt als Gefühlsgedächtnis, als eine neue Art von Gedächtnis.

Was wir als Eindruck haben, wenn es von dem Gedankenmenschen entsteht, den wir konstruiert haben, ist mehr ein Gefühl, aber ein solches Gefühl, dass man versteht: Der Eindruck rührt von einem «Kerl» her, der einmal existiert hat und der du selber warst. Man bekommt etwas wie ein Erinnerungsgefühl als ersten Eindruck an die vorhergehende Inkarnation.

Was da geschildert worden ist als Konstruktion eines Gedankenmenschen, das ist nur ein Mittel, um uns zu beweisen: Dieses Mittel wandelt sich um in einen solchen Gemüts- oder Gefühlseindruck.

Jeder Mensch, der an die Geisteswissenschaft herantritt, hat eigentlich mehr oder weniger Gelegenheit, leicht dasjenige auszuführen, was jetzt geschildert worden ist. Und wenn er dies ausführt, wird er schon sehen, dass er wirklich in seinem Inneren so einen Eindruck erhält wie – um ein anderes Beispiel zu gebrauchen – sagen wir, einen Eindruck, den er so schildern könnte: Ich habe einmal eine Landschaft gesehen, ich habe vergessen, wie sie aussieht, sie hat mir aber gefallen!

Nun wird, wenn es in diesem Leben war, die Landschaft keinen sehr lebendigen Gefühlseindruck mehr machen. Aber wenn der Eindruck aus einer vorhergehenden Inkarnation stammt, so wird er einen besonders lebendigen Gefühlseindruck machen. Wir können einen besonders lebendigen Eindruck als Gefühlseindruck von unserer früheren Inkarnation uns machen.

Und wenn wir dann objektiv die geschilderten Eindrücke beobachten, werden wir zuweilen etwas wie ein bitteres oder ein bittersüßes oder ein saures Gefühl haben aus dem, was sich ergibt als Umwandlung des Gedankenmenschen. Dieses sauersüße oder sonstige Gefühl ist der Eindruck, den unsere frühere Inkarnation auf uns macht. Es ist eine Art von Gefühls- oder Gemütseindruck.

Damit wurde versucht, Sie aufmerksam zu machen auf etwas, was dazu führen kann, bei jedem Menschen hervorzurufen *eine Art unmittelbarer Gewissheit*, dass er in früheren Leben existiert hat. Gewissheit dadurch, dass er sich ein Gefühl verschafft, dass er Gemüts- oder Gefühlseindrücke hat, von denen er weiß: Das hast du gewiss nicht in diesem Leben irgendwo erworben. Ein Eindruck aber, der so auftritt, wie für das gewöhnliche Leben eine Erinnerungsvorstellung auftritt.

Nun kann man fragen: Wie kann man wissen, dass der Eindruck, den man hat, eine Erinnerung ist?

Sehen Sie, da kann man nur sagen: Beweisen lässt sich so etwas nicht. Aber es liegt derselbe Tatbestand vor, der auch sonst im Leben vorliegt, wenn wir uns an etwas erinnern und bei gesunden Sinnen sind. Da können wir wissen, dass das, was in uns auftritt in Gedanken, sich wirklich bezieht auf etwas, was wir erlebt haben. Die Erfahrung selber gibt die Gewissheit.

Was wir uns vorstellen, gibt uns die Gewissheit davon, dass der Eindruck, der im Gemüt auftaucht, sich bezieht nicht auf etwas, was mit uns zu tun hatte im gegenwärtigen Leben, sondern auf etwas, was mit uns zu tun hatte im vorhergehenden Leben. Da haben wir auf künstliche Weise in uns hervorgerufen etwas, was uns mit unserem vorhergehenden Leben in Zusammenhang bringt.

Wir können noch mancherlei andere Arten von innerlichen «probeweisen» Erfahrungen und Erlebnissen hernehmen und können dadurch wieder weitergehen und in uns wachrufen so etwas wie Empfindungen von früheren Leben. Da können wir wiederum in anderer Hinsicht die Erlebnisse dessen, was wir im Leben durchmachen, teilen, wir können das in anderer Weise in Gruppen teilen.

Wir können auf der einen Seite in eine Gruppe fassen, was wir an *Leiden*, an Schmerzen, an Hemmnissen im Leben durchgemacht haben; auf der anderen Seite, was uns bewusst geworden ist als Förderungen, als *Freude*, Lust und so weiter.

Nun können wir wiederum probeweise uns auf folgenden Standpunkt stellen, wir können einmal sagen: Ja, wir haben diese Schmerzen, diese Leiden erfahren. So wie wir in dieser Inkarnation einmal sind, wie das normale Leben nun einmal abläuft, sind uns unsere Schmerzen, unsere Leiden etwas Fatales, etwas, was wir in gewisser Beziehung gern von uns hinwegstoßen würden. Tun wir dies einmal probeweise nicht!

Nehmen wir probeweise an, wir würden aus einem gewissen Grund diese Schmerzen, diese Leiden und Hemmnisse selber herbeigeführt haben. Denn durch diese früheren Leben, wenn sie wirklich da sind, sind wir in gewisser Weise durch das, was wir getan haben, unvollkommener geworden.

Nicht wahr, wir werden ja durch die Inkarnationenfolge nicht nur vollkommener, sondern wir werden in einer gewissen Weise auch unvollkommener. Oder sind wir etwa nicht unvollkommener, als wir vorher waren, wenn wir einem Menschen eine Beleidigung, ein Ungemach zugefügt haben? Nicht nur diesem Menschen haben wir etwas zugefügt, wir haben uns selber etwas genommen. Wir wären als Gesamtpersönlichkeit mehr wert, wenn wir das nicht getan hätten.

Solche Dinge haben wir viele auf unser Kerbholz geschrieben, die wir getan haben und die, weil wir sie getan haben, unsere Unvollkommenheit begründen. Wenn wir einem Menschen ein Ungemach zugefügt haben und den Wert, den wir vorher gehabt haben, wiederhaben wollen, was muss da geschehen? Wir müssen das Ungemach ausgleichen, wir müssen eine ausgleichende Tat in die Welt setzen, müssen irgendetwas erfinden, was sozusagen uns zwingt, etwas zu überwinden.

Und wenn wir in dieser Richtung nachdenken über unsere Leiden und Schmerzen, so können wir vielfach sagen: Unsere Leiden, unsere Schmerzen sind geeignet, wenn wir sie überwinden, uns Kraft anzueignen in der Überwindung unserer Unvollkommenheiten. Vollkommener können wir werden durch die Leiden.

Im normalen Menschenleben denken wir ja nicht so, da verhalten wir uns ablehnend gegen die Leiden. Wir können aber sagen: Jeder Schmerz, jedes Leid, jedes Hemmnis im Leben soll eine Andeutung dafür sein, dass wir *einen gescheiteren Menschen in uns* haben, als wir selber sind. Den Menschen, der wir selber sind, betrachten wir für eine Weile, obwohl er derjenige ist, der unser Bewusstsein umfasst, als den weniger gescheiten. Aber einen gescheiteren haben wir, der in den Untergründen unserer Seele schlummert.

Wir, mit unserem gewöhnlichen Bewusstsein, verhalten uns ablehnend gegen Schmerzen und Leiden, aber der Gescheitere führt uns gegen unser Bewusstsein hin zu diesen Schmerzen, weil wir durch Überwindung dieser Schmerzen etwas abstreifen können. Er führt uns hin zu dem Schmerz und dem Leid, er weist uns an, das durchzumachen.

Mag sein, dass es zunächst ein harter Gedanke ist, aber er verpflichtet uns ja zu nichts, wir können es ja einmal nur probeweise machen. Wir können sagen: Da drinnen in uns ist ein gescheiterer Mensch, der uns zu Leiden und Schmerzen hinführt, zu etwas, was wir im Bewusstsein am liebsten vermeiden wollten. Davon denken wir, dass es der Gescheitere in uns ist. Auf diese Weise kommen wir zu dem für manchen störenden inneren Ergebnis, dass der Gescheitere uns immer zu dem uns Unsympathischen hinführt.

Das wollen wir also einmal annehmen: Es sei ein solcher «Gescheiterer» in uns, der uns zu dem uns Unsympathischen hinführt, damit wir vorwärts kommen.

Wir machen aber noch etwas anderes. Nehmen wir unsere Freuden, unsere Förderungen, unsere Lust und sagen wir von diesen wiederum probeweise: Wie wäre es, wenn du dir die Vorstellung bildetest, gleichgültig, wie es in Wahrheit sich verhält: Du hast deine Lust, deine Freuden, deine Förderungen gar nicht verdient, sie sind dir durch Gnade der höheren geistigen Mächte zugekommen.

Es braucht dies nicht für alles der Fall zu sein, aber probeweise wollen wir annehmen, wir hätten alle Schmerzen und Leiden so herbeigeführt, dass der Gescheitere in uns zu ihnen uns hingeführt hätte, weil wir anerkennen, dass wir sie infolge unserer Unvollkommenheiten nötig haben und nur durch Schmerzen und Leiden hinauskommen können über unsere Unvollkommenheiten. Und dann das Gegenseitige: Wir schreiben uns unsere Freuden so zu, als ob sie nicht unser Verdienst wären, sondern als ob sie uns von geistigen Mächten gegeben worden wären.

Es mag wiederum für manchen eitlen Menschen eine bittere Pille sein, so zu denken. Aber probeweise das durchzumachen ist durchaus etwas, was, wenn der Mensch in seinem Gemüt ganz intensiv solcher Vorstellung fähig ist, dazu führt – weil es sich wiederum verwandelt, insofern es unrichtig ist, und sich von selber rektifiziert – zu der Grundempfindung: In dir lebt etwas, was nichts zu tun hat mit dem gewöhnlichen Bewusstsein, was tatsächlich tiefer ist, als was du in diesem Leben bewusst erfahren hast. Es ist also in dir etwas, was «ein gescheiterer Mensch in dir» ist, der sich gern an die ewigen göttlich-geistigen Mächte wendet, die die Welt durchweben.

Das wird dann im inneren Leben selber zur Gewissheit, dass hinter der äußeren eine innere, höhere Individualität liegt. Wir werden uns des ewigen geistigen Wesenskerns durch solche Gedankenübungen bewusst. Das ist außerordentlich bedeutsam. Damit haben wir wiederum etwas, von dem wir sagen können: Wir können es ausführen!

Geisteswissenschaft kann eben in jeder Beziehung eine Anweisung sein, um nicht nur irgendetwas zu wissen über das Dasein einer anderen Welt, sondern um in sich selber sich als ein Angehöriger einer anderen Welt zu fühlen, um sich als eine solche Individualität zu fühlen, die durch die aufeinander folgenden Inkarnationen hindurchgeht.

Es gibt noch eine *dritte Art von Erlebnissen.* Bei dieser dritten Art wird es allerdings schon schwieriger sein, sie zu benutzen sozusagen, um wirklich zu einer Art von innerer Erfahrung von Karma und Reinkarnation zu kommen. Aber wenn es auch schwierig und langwierig ist, das, was jetzt gesagt werden soll, kann wiederum so benutzt werden, dass es probeweise genommen wird. Und im redlichen Anwenden auf das äußere Leben wird sich schon herausstellen – zunächst die Wahrscheinlichkeit, wenn man es glauben kann, dann aber die immer größere Gewissheit –, dass wirklich in dieser Weise unser gegenwärtiges Leben mit dem vorhergehenden zusammenhängt.

Wir wollen einmal annehmen, wir durchleben unser gegenwärtiges Leben zwischen Geburt und Tod, und wir machen uns einmal klar: Wenn wir, sagen wir, schon so weit sind, dass wir die Dreißigerjahre erreicht oder überschritten haben – wir werden schon sehen, dass auch für diejenigen, die jetzt noch nicht so weit sind, es später entsprechende Erlebnisse geben wird –, da besinnen wir uns darauf, wie wir gerade um die Dreißigerjahre mit diesen oder jenen Menschen in der Außenwelt zusammengeführt worden sind. Wir sind in den Dreißigerjahren, bis zum vierzigsten

Jahr, in den verschiedenen Lebensverbindungen zusammengeführt worden mit Menschen der äußeren Welt.

Ja nun, da stellt sich für uns heraus, dass uns die Verbindungen, die wir da geschlossen haben, so erscheinen, als ob wir sie, man möchte sagen, in unserem lebensreifstem Zustand gemacht hätten, so dass wir wirklich ganz als reife Menschen am allermeisten dabei waren. Das kann sich uns durch Überlegung ergeben.

Eine Überlegung, die aber aus den Grundsätzen, den Erkenntnissen der Geisteswissenschaft heraus gewonnen worden ist, kann uns doch darauf führen, dass das richtig ist, was jetzt von mir nicht bloß aus solcher Erwägung heraus gesprochen, sondern aus der geisteswissenschaftlichen Forschung heraus mitgeteilt wird. Also, was ich jetzt sage, ist nicht bloß aus Gedanken – logisch – gefunden, sondern durch die geisteswissenschaftliche Forschung festgestellt worden. Aber logisches Denken kann die Tatsache erhärten und vernünftig finden.

Wenn man so nachdenkt über mancherlei, was wir gelernt haben zum Beispiel über die Art, wie die verschiedenen einzelnen menschlichen Glieder* herauskommen im

---

* Die Geisteswissenschaft braucht, wie jede Wissenschaft, eine Terminologie. Rudolf Steiner hat oft betont, dass nicht die Worte wichtig sind, sondern die von ihnen bezeichneten Dinge. Was den Menschen betrifft, wird die Dreiheit Körper-Seele-Geist je nochmals dreigegliedert: Es gibt *drei Körperarten* (der Mineral- oder physische Leib, der Lebens- oder Ätherleib, der Seelen- oder Astralleib), *drei Seelenkräfte* (Empfindungs-, Verstandes-, Bewusstseinsseele genannt, je nachdem, ob das Wollen, das Fühlen oder das Denken führend ist) und *drei Geistesprägungen* (die Rudolf Steiner Geistselbst, Lebensgeist und Geistesmensch nennt).

Verlauf des Lebens – wir wissen, dass im siebten Jahr der «Ätherleib», im vierzehnten Jahr der «Astralleib», im einundzwanzigsten Jahr die «Empfindungsseele», im achtundzwanzigsten Jahr die «Verstandesseele» und im fünfunddreißigsten Jahr die «Bewusstseinsseele» herauskommt –, wenn dieses überdacht wird, können wir sagen: In der Zeit vom dreißigsten bis zum vierzigsten Jahr haben wir es zu tun mit der Ausbildung der Verstandes- und der Bewusstseinsseele.

Die Verstandesseele und die Bewusstseinsseele sind diejenigen Kräfte in der menschlichen Natur, welche uns am allermeisten zusammenführen mit der äußeren physischen Welt, denn sie sind dazu da, dass sie gerade in demjenigen Lebensalter besonders herauskommen, in dem wir am allermeisten im Wechselverkehr mit der äußeren physischen Welt stehen.

Im ersten Kindheitsalter werden die Kräfte unseres physischen Leibes herausdefiniert, herausbestimmt – verursacht aus dem, was noch im Inneren unmittelbar verschlossen ist. Was der Mensch sich als Ursachen angeeignet hat in vorhergehenden Inkarnationen, was durchgegangen ist mit uns durch die Pforte des Todes, was wir an geistigen Kräften gesammelt haben, was wir aus dem früheren Leben mitbringen, das wirkt und webt am Aufbau unseres physischen Leibes. Es wirkt fortwährend vom Inneren heraus unsichtbar in den Leib hinein. Mit dem fortschreitenden Lebensalter wird diese Einwirkung immer geringer, immer mehr rückt so die Lebenszeit heran, da die alten Kräfte den Leib fertig gestellt haben.

Und dann kommt die Zeit, wo wir der Welt mit einem fertigen Organismus gegenüberstehen. Was wir im Inneren tragen, hat seine Ausprägung erfahren in unserem äußeren Leib. Wir treten um das dreißigste Jahr herum – es kann auch etwas früher oder etwas später sein – der Welt am «allerphysischsten» entgegen. Wir stehen da mit der Welt so in Beziehung, dass wir am allerverwandtesten sind mit dem physischen Plan.

Wenn wir nun da glauben, am allermeisten Klarheit, äußere physische Klarheit, zu haben über die Lebensverhältnisse, an die wir da anknüpfen, so müssen wir sagen: Diese Lebensverhältnisse, an die wir da anknüpfen, sind diejenigen, die am wenigsten für diese Inkarnation eigentlich zusammenhängen mit dem, was im Innersten in uns wirkt und webt von unserer Geburt aus. Dennoch können wir annehmen, dass wir durchaus nicht aus Zufall um das dreißigste Jahr herum mit Menschen zusammengeführt werden, welche gerade dann in unserer Umgebung auftreten müssen.

Wir können vielmehr annehmen, dass auch da unser Karma am Werk ist, dass auch diese Personen etwas zu tun haben mit einer unserer früheren Inkarnationen.

Und da zeigen die geisteswissenschaftlichen Tatsachen, die verschiedentlich erforscht sind, dass die Personen, mit denen wir zusammenkommen um das dreißigste Jahr herum, in früheren Inkarnationen so mit uns verwoben sind – sehr häufig zeigt sich das der geisteswissenschaftlichen Forschung –, dass wir mit ihnen zusammenhängen können meistens am Anfang der unmittelbar vorhergehenden

Inkarnation, oder auch noch früher, als Eltern oder Geschwister. Das ist zunächst eine merkwürdige, überraschende Tatsache.

Es muss nicht so sein, aber viele Fälle zeigen der geisteswissenschaftlichen Forschung, dass es so ist, dass tatsächlich unsere Eltern, die Personen, die beim Ausgangspunkt unseres vorhergehenden Lebens uns zur Seite gestanden haben, die uns in den physischen Plan hineingestellt haben, denen wir später entwachsen sind, dass die so karmisch verwoben sind, dass sie nicht in unserer Kindheit wieder mit uns zusammengeführt werden, sondern dann, wenn wir am meisten auf den physischen Plan herausgetreten sind.

Es muss nicht so sein, denn die geisteswissenschaftliche Forschung zeigt sehr häufig, dass wir erst in einer nächsten Inkarnation zusammengeführt werden mit solchen als Eltern, als Geschwister, überhaupt als Blutsverwandte in Frage Kommenden, mit denen wir in dieser Inkarnation um die Dreißigerjahre herum uns zusammenfanden. Also die Bekanntschaften um die Dreißigerjahre herum in irgendeiner Inkarnation können sich so stellen, dass die Personen, die in Betracht kommen, blutsverwandt sind in vorhergehender oder in nachfolgender Inkarnation mit uns selber.

Wir haben also nützlicherweise zu sagen: Mit den Persönlichkeiten, mit denen dich das Leben zusammenführt in den Dreißigerjahren, mit denen warst du als mit Eltern und Geschwistern zusammen in einer vorhergehenden Inkarnation, oder du kannst voraussetzen, dass sie in einer der nächsten Inkarnationen mit dir in solcher Eigenschaft zusammenhängen.

Auch das Umgekehrte gilt: Wenn wir diejenigen Persönlichkeiten betrachten, die wir uns am wenigsten willkürlich, durch äußere Kräfte, die für den physischen Plan geeignet sind, wählen – also unsere Eltern und Geschwister, mit denen wir am Anfang unseres Lebens zusammentrafen –, wenn wir sie ins Auge fassen, kommen wir sehr häufig darauf, dass wir gerade die Personen, die uns hereingeleiten von der Kindheit an ins Leben, in einer anderen Inkarnation um die Dreißigerjahre herum, wie willkürlich, mit unseren Kräften selber ausgewählt haben. Mit anderen Worten, dass wir in der Mitte des vorhergehenden Lebens *die* ausgewählt haben, die jetzt unsere Eltern und Geschwister geworden sind.

Besonders interessant ist also die Tatsache, die sich merkwürdigerweise herausstellt, dass in aufeinander folgenden Inkarnationen die Sache nicht so liegt, dass wir in den gleichen Verhältnissen sind mit den Persönlichkeiten, mit denen wir zusammenkommen, und auch, dass wir nicht in den entsprechenden Lebensaltern wie vorher mit ihnen zusammentreffen. Auch nicht gerade das Umgekehrte ist der Fall: Nicht die Persönlichkeiten, mit denen wir am Lebensende zusammentreffen, stehen in einer anderen Inkarnation in Beziehung zu unserem Lebensanfang, sondern die Persönlichkeiten, mit denen wir in der Lebensmitte zusammentreffen.

Also weder die jetzt am Lebensanfang noch die am Lebensende mit uns zusammenkommenden Persönlichkeiten, sondern die jetzt in der Mitte des Lebens mit uns in Berührung kommenden Persönlichkeiten waren am Anfang einer vorhergehenden Inkarnation als unsere Blutsverwandten um uns. Die damals im Lebensanfang mit uns zusammen waren, die treten jetzt in der Mitte unseres Lebens auf.

Und die jetzt am Anfang unseres Lebens um uns sind, von denen können wir voraussetzen, dass wir uns mit ihnen in der Mitte einer der nächsten Inkarnationen zusammenfinden, dass sie als unsere frei gewählten, irgendwo gewählten Lebensgenossen mit uns in Zusammenhang kommen werden. So merkwürdig sind die karmischen Zusammenhänge!

Was ich jetzt gesagt habe, das sind Dinge, welche die geisteswissenschaftliche Forschung ergibt. Aber ich habe schon darauf aufmerksam gemacht, dass wenn man auf die Art und Weise, wie das die geisteswissenschaftliche Forschung zeigt, die inneren Zusammenhänge zwischen Lebensanfang unserer einen und Lebensmitte unserer anderen Inkarnation betrachtet, man begreift, dass das nicht etwas Unsinniges oder Unnützes ist.

Die andere Seite ist eben die, dass durch solche Dinge, wenn sie an uns herangebracht werden und wenn wir uns vernünftig dazu stellen, das Leben hell und klar wird.

Es wird hell und klar, wenn wir nicht alles einfach so hinnehmen, man möchte sagen dumpf, um nicht zu sagen «dumm»; wenn man versucht, das, was uns im Leben trifft, irgendwie begreifen zu wollen, so auffassen zu wollen, dass wir die Beziehungen zu konkreten machen, die ja doch noch nicht ganz geläufig, ganz verständlich werden, solange man nur ganz abstrakt, im Allgemeinen, von Karma spricht.

Es ist nützlich, darüber nachzudenken: Woher kommt es, dass wir in der Mitte unseres Lebens förmlich durch Karma getrieben werden, scheinbar mit aller Verstandeskraft, diese oder jene Bekanntschaft zu machen, von der wir sagen können: Es scheint nicht so, als ob sie unabhängig, objektiv geschlossen wäre. Das liegt eben dann daran, dass solche Persönlichkeiten in früherem Leben blutsverwandt mit uns waren und durch unser Karma jetzt mit uns zusammengeführt werden, weil wir etwas mit ihnen zu tun haben.

Wenn wir jedes Mal solche Erwägungen anstellen gegenüber dem Verlauf des eigenen Lebens, werden wir sehen, dass wirklich Licht in unser Leben hineinkommt.

Wenn wir uns auch einmal irren, und selbst wenn es zehnmal unrichtig ist: Bei irgendeinem Menschen, den wir im Leben treffen, können wir doch auf das Richtige verfallen. Und wenn wir aus solchen Erwägungen heraus sagen: Den Menschen haben wir da oder dort getroffen – so ist ein solcher Gedanke etwas, was uns wie ein Wegweiser zu anderen Dingen führt, die uns sonst nicht aufgefallen wären und die uns durch ihr Zusammenfallen immer mehr und mehr Gewissheit verschaffen von der Richtigkeit der einzelnen Tatsachen.

Die karmischen Zusammenhänge sind eben nicht solche, die sich mit einem Schlag gewinnen lassen. Wir müssen die höchsten Erkenntnisse des Lebens – die wichtigsten, unser Leben erhellenden Erkenntnisse – langsam und allmählich erwerben. Daran wollen allerdings die Menschen nicht gern glauben. Es ist leichter zu glauben, dass man durch irgendeinen Lichtblitz finden könnte: Mit den und jenen Persönlichkeiten war ich in einem früheren Leben zusammen, oder dieser oder jener war ich selber.

Dass das alles langsam erworbene Erkenntnisse sein müssen, ist vielleicht unbequem zu denken, aber dennoch ist es so. Selbst wenn wir schon den Glauben hegen, dass es so sein könnte, müssen wir noch immer weiterforschen, und unser Glaube wird dann Gewissheit annehmen. Selbst für das, was schon mehr und mehr Wahrscheinlichkeit erweckt auf diesem Gebiet, kommen wir durch Forschen weiter. Wir vermauern uns die geistige Welt, wenn wir uns auf solchen Gebieten auf rasches Urteilen einlassen.

Versuchen Sie einmal nachzudenken über das, was heute gesagt worden ist über die Bekanntschaften in der Mitte unseres Lebens und ihren Zusammenhang mit uns näher stehenden Persönlichkeiten in einer vorhergehenden Inkarnation. Sie werden dabei auf sehr fruchtbare Gedanken kommen, namentlich wenn man das gerade noch in Betracht zieht, was gesagt ist in der Schrift über «Die Erziehung des Kindes vom Gesichtspunkte der Geisteswissenschaft»*. Dann zeigt sich klar und deutlich, dass das Ergebnis Ihres Nachdenkens mit dem in dieser Schrift Gesagten in Einklang steht.

---

* In der Rudolf Steiner Gesamtausgabe: Bibl.-Nr. 34; auch als Einzelausgabe.

An das heute Gesagte muss aber noch eine ernstliche Mahnung geknüpft werden: Der wirkliche Geistesforscher hütet sich davor, «Schlüsse» zu ziehen. Er lässt die Dinge an sich herankommen. Erst wenn sie da sind, prüft er sie mit der gewöhnlichen Logik. Dann kann etwas nicht passieren, was mir vor kurzem erst wieder einmal gegenübertrat und was recht charakteristisch ist für die Art, wie man sich heute der Geisteswissenschaft entgegenstellen möchte.

Da sagte mir ein sehr gescheiter Herr – ich sage das ohne alle Ironie, mit vollständigem Bekenntnis, dass er wirklich ein gescheiter Herr ist –, er sagte zu mir: «Wenn ich lese, was in Ihrem Buch ‹Geheimwissenschaft im Umriß› steht, so muss ich sagen, es erscheint das so logisch, so im Zusammenklang mit dem, was die Welt sonst noch an Tatsachen zeigt, dass ich gestehen muss, man könnte auf diese Dinge auch durch bloßes Nachdenken kommen. Diese Dinge brauchen nicht das Ergebnis übersinnlicher Forschung zu sein. Was in diesem Buch gesagt ist, sind gar keine zweifelhaften Sachen; sie stimmen mit der Wirklichkeit überein.»

Ich konnte diesem Herrn die Versicherung geben, dass ich nicht glaube, dass ich durch bloßes Nachdenken darauf gekommen wäre und dass ich bei allem Respekt vor seiner Gescheitheit auch nicht glaube, dass *er* durch bloßes Nachdenken diese Tatsachen gefunden hätte. Es ist schon wirklich so, dass alles, was logisch eingesehen werden kann auf geisteswissenschaftlichem Gebiet, wirklich nicht durch bloßes Nachdenken gefunden werden könnte!

Dass man eine Sache logisch prüfen und begreifen kann, sollte doch noch kein Grund sein, an ihrem geisteswissenschaftlichen Ursprung zu zweifeln.

Ich meine im Gegenteil, dass es eine Art von Beruhigung sein müsste, dass geisteswissenschaftliche Mitteilungen durch logisches Nachdenken als unzweifelhaft richtig erkannt werden können. Es kann schon nicht der Ehrgeiz des Geistesforschers sein, damit er Glauben finde, lauter unlogische Dinge zu sagen!

Sie sehen, dass der Geistesforscher selber nicht auf dem Boden stehen kann, er finde diese Dinge durch Nachdenken. Aber wenn man nachdenkt über die auf geisteswissenschaftlichem Weg gefundenen Dinge, können sie so logisch erscheinen, dass sie zu logisch scheinen – so dass er gar keinen Glauben mehr an die geisteswissenschaftlichen Quellen findet, aus denen die Dinge stammen. So ist es tatsächlich bei allen Dingen, von denen gesagt ist, dass sie auf dem Boden reiner geisteswissenschaftlicher Forschung entstanden sind.

Wenn Ihnen auch zunächst das, was heute hier gesagt worden ist, grotesk erscheint, so versuchen Sie jetzt doch einmal, über die Dinge logisch nachzudenken. Ich würde wahrhaftig nicht, wenn mich nicht geistige Tatsachen dazu geführt hätten, aus dem gewöhnlichen logischen Denken es abgeleitet haben – aber nachdem es einmal da ist, kann man es logisch prüfen. Und da wird man sehen: Je subtiler, je gewissenhafter mit der Prüfung man zu Werke geht, desto mehr wird sich herausstellen, dass alles stimmt.

Selbst solche Dinge, von denen man nicht prüfen kann, ob sie richtig sind, wird man schon finden aus der Art, wie die verschiedenen Glieder sich verhalten müssen, dass sie einen nicht nur im höchsten Grad wahrscheinlichen, sondern einen bis an die Gewissheit grenzenden Eindruck machen – was heute gesagt worden ist über Eltern und Geschwister des einen Lebens und die Bekanntschaften in der Mitte des anderen Lebens.

Und namentlich stellt sich eine Gewissheit als begründet heraus, wenn man die Dinge am Leben prüft. Man wird bei so manchen Persönlichkeiten, die man trifft, das eigene Verhalten und das der anderen in einem ganz anderen Licht sehen, wenn man gleichsam jemandem, den man in der Mitte des Lebens findet, so gegenübersteht, als ob man im vorhergehenden Leben zusammen Geschwister gewesen wäre. Und dadurch wird das ganze Verhältnis viel fruchtbarer werden, als wenn man nur dumpf durchs Leben schreitet.

So können wir sagen: Geisteswissenschaft wird immer mehr nicht nur etwas, was Wissen und Erkenntnis gibt vom Leben, sondern was uns auch Anweisung gibt, wie wir die Verhältnisse des Lebens auffassen und lichtvoll nicht nur für uns selber, sondern auch für unser Verhalten gegenüber dem Leben und für unsere Lebensaufgabe machen können.

Es ist wichtig, dass wir nicht glauben, wir verderben uns das unmittelbare «Drauflosleben». Nur ängstliche Menschen, die es nicht ganz ernst meinen mit dem Leben, können das glauben.

Wir aber sollen uns klar sein, dass dadurch, dass wir das Leben genauer kennen lernen, wir das Leben auch fruchtbarer, inhaltsreicher machen. Was im Leben an uns herantritt, das soll durch Geisteswissenschaft in einen Gesichtskreis gerückt werden, durch den alle Kräfte reicher, zuversichtlicher, hoffnungserweckender werden, als sie waren, bevor sie in diesen Gesichtskreis gerückt worden sind.

II.

Wiederverkörperung und Karma: ihre Bedeutung für die Kultur der Gegenwart

Stuttgart, 21. Februar 1912

Es waren gestern Fragen, die das menschliche Karma berühren, welche wir zur Sprache zu bringen hatten, und zwar wurde versucht, diese Fragen des menschlichen Karmas so zu behandeln, dass sie uns in Anknüpfung an innere Vorgänge der menschlichen Seele erscheinen.

Man möchte sagen, dass sie uns erscheinen in Anknüpfung an etwas Erreichbares, denn es wurde aufmerksam gemacht darauf, dass man gewisse Dinge sozusagen probeweise in seinem Seelenleben einrichten könne und dass man dadurch in seinem Seelenleben gewisse innere Erfahrungen hervorrufen könne, welche zu einer ganz bestimmt ausgesprochenen Überzeugung von der Wahrheit des Karmagesetzes führen müssen.

Wenn wir solche Fragen immer wieder und wieder in die Gesichtskreise unserer geisteswissenschaftlichen Betrachtung rücken, so ist dies durchaus nichts irgendwie Willkürliches, sondern es hängt damit zusammen, dass ja immer mehr und mehr wird erkannt werden müssen, wie sich das, was wir «Geisteswissenschaft» oder «Anthroposophie» im wahren, echten Sinne des Wortes nennen, verhält zum Leben und zu der ganzen menschlichen Entwicklung.

Man kann sich ja zweifellos eine wenigstens annähernd richtige Vorstellung davon bilden, wie alles menschliche Leben nach und nach verändert werden muss, wenn erst eine größere Anzahl von Personen die Überzeugung, die ja solch einer Betrachtung wie der gestrigen zugrunde liegt, zu der ihrigen machen wird. Das Leben muss sich dadurch, dass die Menschen sich durch die Durchdringung solcher Wahrheiten anders zum Leben stellen, in gewisser Weise ändern.

Und wir kommen dadurch zu der außerordentlich wichtigen Frage, die eine Gewissensfrage sein müsste für diejenigen Persönlichkeiten, die sich der geisteswissenschaftlichen Bewegung einfügen: Was macht eigentlich einen Menschen der Gegenwart zum «Anthroposophen», zum «Geisteswissenschaftler»?

Nun ist ja sehr leicht ein Missverständnis möglich, wenn man diese Frage in einer entsprechenden Weise zu beantworten versucht. Denn es verwechseln ja heute noch sehr viele Persönlichkeiten, auch solche Persönlichkeiten, die zu uns gehören, die geisteswissenschaftliche Bewegung mit irgendeiner äußeren Organisation.

Nichts soll gesagt werden gegen eine solche äußere Organisation, die ja in gewisser Beziehung da sein muss, damit auf dem physischen Plan die Pflege der Geisteswissenschaft möglich sei. Aber wichtig ist es, sich klar darüber zu werden, dass zu einer solchen äußeren Organisation im Grunde genommen alle diejenigen Menschen gehören können, die in ernster, aufrichtiger Weise ein tieferes Interesse haben an den Fragen des Geisteslebens und die ihre Weltanschauung im Sinne einer solchen Bewegung des Geisteslebens vertiefen wollen. Damit ist schon gesagt, dass keinerlei Dogma, keinerlei positive Behauptung gefordert werden muss von denjenigen, welche sich einer so charakterisierten Organisation anschließen.

Aber ein anderes ist es, einmal klipp und klar hinzuweisen auf dasjenige, was den modernen Menschen, den

Menschen unserer Gegenwart, eigentlich zum Geisteswissenschaftler macht.

Die gewöhnliche Überzeugung, dass man es zu tun habe mit einer geistigen Welt, sie ist gewiss der Anfang der geisteswissenschaftlichen Überzeugung – und sie muss immer da betont werden, wo man die Geisteswissenschaft hinausträgt in die Öffentlichkeit und von ihren Aufgaben, ihren Zielen, ihrer gegenwärtigen Mission gegenüber der Öffentlichkeit spricht. Aber innerhalb der eigentlichen geisteswissenschaftlichen Kreise muss man sich doch klar werden, dass etwas viel Bestimmteres, viel Ausgesprocheneres als nur die Überzeugung von einer geistigen Welt den Geisteswissenschaftler macht. Denn schließlich, diese Überzeugung von einer geistigen Welt, die hat man immer gehabt in denjenigen Kreisen, die nicht geradezu materialistisch waren.

Das, was den gegenwärtigen Geisteswissenschaftler macht, was im Grunde genommen noch nicht in der Theosophie zum Beispiel des Jakob Böhme oder eines anderen Theosophen der Vorzeit enthalten war, ist etwas, worauf die Kultur unseres Abendlands mit aller Gewalt hingearbeitet hat auf der einen Seite – so dass geradezu dieses Hinarbeiten zu einer charakteristischen Eigenschaft des Strebens vieler Menschen geworden ist –, und auf der anderen Seite steht dem gegenüber die Tatsache, dass dieses, was so eigenartig den Geisteswissenschaftler als solchen charakterisiert, heute noch von der äußeren Kultur, der äußeren menschlichen Bildung, am allermeisten angefochten wird, als etwas Törichtes angesehen wird.

Gewiss, wir lernen vieles durch die Geisteswissenschaft kennen. Wir lernen kennen die Entwicklung der Menschheit, wir lernen kennen selbst die Entwicklung unserer Erde und unseres Planetensystems. Alle diese Dinge gehören zu den Grundlagen des geisteswissenschaftlich Strebenden.

Aber das hier Gemeinte, besonders Bedeutsame ist *das Erringen einer Überzeugung in Bezug auf die Fragen von Reinkarnation und Karma.*

Und die Art und Weise, wie die Menschen sich aneignen werden diese Überzeugung von Reinkarnation und Karma, wie sie die Möglichkeit finden werden, das Denken von Reinkarnation und Karma in das allgemeine Leben überzuführen, das wird eben dieses moderne Leben von der Gegenwart in die Zukunft hinein im Wesentlichen umgestalten.

Es wird ganz neue Lebensformen, ein ganz neues menschliches Zusammenleben schaffen, ein solches Zusammenleben aber, wie es notwendig ist, wenn die Kultur der Menschheit nicht sozusagen dem Niedergang verfallen soll, sondern wirklich aufwärts steigen, vorwärts gehen soll.

Solche Erwägungen, solche inneren Seelenerlebnisse, wie sie gestern hervorgehoben worden sind, kann im Grunde genommen jeder moderne Mensch schon machen. Und wenn er nur genügend Energie und Tatkraft hat, so wird er schon zu dem kommen, wird er schon zu einer inneren Überzeugung der Wahrheit von Reinkarnation und Karma kommen.

Demjenigen aber, was wahre Geisteswissenschaft eigentlich wollen soll, dem steht gegenüber, man möchte sagen, der ganze äußere Grundcharakter unserer gegenwärtigen Zeit.

Dieser Grundcharakter unserer gegenwärtigen Zeit, er drückt sich vielleicht in keiner Tatsache so radikal charakteristisch aus als darin, dass man immerhin ein mehr oder weniger großes Interesse an den Zentralfragen finden kann, die sich auf religiöse Dinge beziehen, die sich beziehen auf die Entwicklung des Menschen und der Welt, auch auf Karma und Reinkarnation. Man wird mit solchen Fragen, auch noch wenn sie sich erstrecken auf dasjenige, was die einzelnen positiven Lehren der einzelnen Religionsbekenntnisse sind – sagen wir in Bezug auf die Natur des Buddha oder des Christus –, man wird mit der Besprechung solcher Fragen heute immerhin noch ein weites Interesse finden.

Aber dieses Interesse wird wesentlich schwächer, lässt sehr nach, wenn davon gesprochen wird im Einzelnen, im Konkreten, wie sich Geisteswissenschaft einleben soll in alle Einzelheiten des äußeren Lebens.

Es ist das ja im Wesentlichen sehr begreiflich. Der Mensch steht im äußeren Leben drinnen, der eine hat diese, der andere jene Position in der Welt. Man möchte sagen, dass so wie die Welt sich darlebt mit ihren heutigen Ordnungen, es sich fast ausnimmt wie ein großes «Etablissement», der einzelne Mensch ist darin wie ein Triebrad und dergleichen. So fühlt er sich in dieser Welt mit seiner Arbeit, seinen Sorgen, mit dem, was ihn beschäftigt vom Morgen bis zum Abend, und er weiß nichts anderes, als dass er sich dieser äußeren Weltordnung zu fügen hat.

Daneben tritt dann die Frage auf, die für jede Seele da sein muss, die nur ein wenig aufzublicken vermag von dem, was der Alltag ihr gibt: die Frage nach dem Schicksal der Seele, nach dem Anfang und Ende des Seelenlebens, nach dem Zusammenhang mit den göttlichen Wesenheiten, nach den geistigen Kräften der Welt.

Und zwischen dem, was dem Menschen der Alltag zu geben hat, worüber er Sorge hat und so weiter, und dem, was er auf dem Gebiet der Geisteswissenschaft erhält, tritt ein tiefer Abgrund, eine weite Kluft auf. Und man möchte sagen: Für die meisten Menschen der Gegenwart ist ein Zusammenstimmen ihrer Überzeugung mit dem, was sie im alltäglichen Leben draußen tun und vorstellen, fast gar nicht vorhanden.

Man braucht nur irgendeine konkrete Frage in der Öffentlichkeit aufzuwerfen und zu behandeln im geisteswissenschaftlichen, im anthroposophischen Sinn und man wird gleich sehen, dass das Interesse, welches für die Behandlung allgemeiner – religiöser und ähnlicher – Fragen noch vorhanden war, für solche konkreten Fragen nicht da ist.

Nun kann man ja nicht verlangen, dass Geisteswissenschaft sich gleich unmittelbar einlebt, dass sie jeder schon in seinen Handgriffen zum Ausdruck bringt. Aber aufmerksam muss gemacht werden darauf, dass die Geisteswissenschaft die Mission hat, gerade alles dasjenige ins

Leben einzuführen, dem Leben einzuverleiben, was aus einer Seele folgen muss, welche sich nach und nach die Überzeugung verschafft, dass die Ideen von Reinkarnation und Karma Realitäten sind.

So könnte geradezu hingestellt werden als charakteristisches Kennzeichen des gegenwärtigen Geisteswissenschaftlers, dass er auf dem Wege ist, sich eine begründete innere Überzeugung vom Walten der Idee von Reinkarnation und Karma anzueignen. Alles Übrige, möchte man sagen, ergibt sich dann schon von selber als unmittelbare Konsequenz, als Folgeerscheinung aus jenem.

Das kann natürlich auch nicht so gehen, dass nun jeder etwa denkt: Mit dem, was ich aus Reinkarnation und Karma gewinne, werde ich jetzt unmittelbar das äußere Leben anfassen. Das geht natürlich nicht!

Aber Vorstellungen muss man gewinnen davon, wie Reinkarnation und Karma sich in das äußere Leben hineinfinden, so dass sie zu dirigierenden Mächten des äußeren Lebens werden.

Nehmen wir einmal die Idee des Karmas, wie das Karma wirkt durch die verschiedenen Verkörperungen des Menschen hindurch. Da müssen wir, wenn ein Mensch hereintritt in die Welt, seine Fähigkeiten und Kräfte letzten Endes ansehen als das Ergebnis der Ursachen, die er selber gelegt hat in früheren Verkörperungen.

Wir müssen sozusagen, wenn wir konsequent diese Idee durchführen, wirklich jeden Menschen als eine Art von innerem Rätsel behandeln, als etwas, was in den dunklen Untergründen seiner früheren Inkarnationen schwebt.

Nicht nur in der Erziehung, sondern im ganzen Leben wird, wenn Ernst gemacht wird mit solcher Idee vom Karma, ein ganz bedeutsamer Umschwung herbeigeführt.

Und es würde, wenn das eingesehen würde, die Idee vom Karma aus einer bloß theoretischen Idee umgewandelt in etwas, was wirklich in das praktische Leben eingreifen muss, was wirklich eine praktische Sache des Lebens werden könnte.

Alles äußere Leben, so wie es sich uns heute darbietet, ist aber überall ein Bild eines solchen menschlichen Zusammenhangs, der geformt und gebildet worden ist mit Ausschluss, ja mit Verleugnung der Idee von Reinkarnation und Karma. Und gleichsam, als ob man verschütten wollte alle Möglichkeiten, dass die Menschen durch die eigene Seelenentwicklung darauf kommen könnten, dass es Reinkarnation und Karma gibt – so ist dieses äußere Leben heute eingerichtet.

In der Tat, es gibt zum Beispiel nichts, was so sehr feindlich gesinnt ist einer wirklichen Überzeugung von Reinkarnation und Karma als der Grundsatz des Lebens, dass man für dasjenige, was man unmittelbar als Arbeit leistet, einen der Arbeit entsprechenden Lohn, der die Arbeit geradezu bezahlt, einheimsen müsse.

Nicht wahr, eine solche Rede klingt sonderbar, recht sonderbar. Betrachten Sie die Sache auch nicht so, als wenn die Geisteswissenschaft nun gleich radikal die Grundsätze einer Lebenspraxis über den Haufen werfen und über Nacht eine neue Lebensordnung einführen wollte. Das kann nicht sein.

Aber der Gedanke müsste den Menschen nahe treten, dass in der Tat in einer Weltordnung, in der man daran denkt, Lohn und Arbeit müssten sich unmittelbar entsprechen, in der man sozusagen durch seine Arbeit dasjenige verdienen muss, was zum Leben notwendig ist, niemals eine wirkliche Grundüberzeugung von Reinkarnation und Karma gedeihen kann.

Selbstverständlich muss die Lebensordnung zunächst so bleiben, denn gerade der Geisteswissenschaftler muss einsehen, dass das, was besteht, wiederum durch die Karmaordnung hervorgerufen worden ist, und dass es zu Recht und mit Notwendigkeit besteht in dieser Beziehung. Aber er muss durchaus die Möglichkeit haben zu begreifen, dass sich wie ein neuer Keim innerhalb des Organismus unserer Weltordnung dasjenige entwickelt, was aus der Anerkennung der Idee von Reinkarnation und Karma folgen kann und muss.

Vor allen Dingen folgt aus der Idee des Karmas, dass wir nicht durch einen Zufall – das geht gerade aus der gestrigen Betrachtung hervor, wie ich glaube – uns hereingestellt fühlen sollen in die Weltordnung, nicht durch Zufall uns hingestellt fühlen sollen auf den Posten, auf dem wir uns im Leben befinden, sondern dass diesem Hingestelltsein gleichsam eine Art von unterbewusstem Willensentschluss zugrunde liegt: Dass wir gewissermaßen, bevor wir in dieses irdische Dasein getreten sind, in das wir uns herausgearbeitet haben aus der geistigen Welt zwischen Tod und Geburt, als Ergebnis unserer früheren Inkarnationen in der geistigen Welt den Willensentschluss gefasst haben – den wir nur wieder vergessen haben, als wir uns in den Körper einlebten –, uns hinzustellen an den Platz, an dem wir stehen. So dass das Ergebnis eines vorgeburtlichen, vorirdischen eigenen Willensentschlusses uns an unseren Lebensplatz hinstellt und uns ausstattet gerade mit der Neigung für diejenigen Schicksalsschläge, die uns treffen.

Wenn der Mensch dann zu der Überzeugung kommt von der Wahrheit des Karmagesetzes, kann es nicht ausbleiben, dass er in gewisser Beziehung beginnt, Neigung, ja vielleicht sogar Liebe zu haben für den Posten in der Welt, auf den er sich gestellt hat, welcher Art dieser Posten auch sein mag.

Nun können Sie allerdings sagen: Ja, du sprichst ganz merkwürdige Worte, sonderbare Worte! Bei Dichtern, Schriftstellern, bei anderen geistig wirkenden Menschen mag dies ja gehen. Da hast du dann, wenn du zu diesen sprichst, gut predigen, dass sie Freude, Liebe, Hingebung haben sollen für den Posten, auf dem sie im Leben stehen.

Aber wie ist es denn mit all denjenigen Menschen, welche auf Lebensposten stehen, die wahrhaftig zunächst nicht geeignet sind, mit ihrem Inhalt, ihren Tätigkeiten auf den Menschen sonderlich sympathisch zu wirken, die geeignet sind, in den Menschenseelen die Empfindung hervorzurufen, dass man zu den vernachlässigten, den vom Leben unterjochten Persönlichkeiten gehört?

Wer möchte leugnen, dass ein großer Teil der gegenwärtigen Kulturbestrebungen darauf hinausgeht, fortwährend Verbesserungen in unser Leben einzuführen, die sozusagen Abhilfe schaffen können jener Unzufriedenheit mit einem so unsympathischen Hineingestelltsein in das Leben. Wie vielgestaltige Parteiungen, wie viele sektiererische Bestrebungen gibt es, die sozusagen das Leben nach allen Richtungen so verbessern wollen, dass auch in äußerlicher Beziehung eine Art von Erträglichkeit des gesamten Erdenlebens der Menschheit eintreten könnte!

Alle diese Bestrebungen rechnen nicht mit dem einen, damit nämlich, dass die Art von Unbefriedigtsein, die für viele Menschen gerade heute aus dem Leben fließen muss, in vielfacher Beziehung zusammenhängt mit dem ganzen Gang der Menschheitsentwicklung: dass im Grunde genommen durch die Art und Weise, wie sich die Menschen in der Vorzeit entwickelt haben, sie zu einem solchen Karma gekommen sind, und dass aus dem Zusammenwirken dieser verschiedenen Karmas der heutige Zustand der menschlichen Kulturentwicklung mit Notwendigkeit hervorgegangen ist.

Und wenn wir charakterisieren wollen diesen Zustand der Kultur, müssen wir sagen: Er erweist sich als im höchsten Grade kompliziert. Wir müssen auch sagen, dass das, was der Mensch tut, was er ausführt, immer weniger zusammenhängt mit dem, was der Mensch liebt.

Und wenn man abzählen würde heute die Menschen, die eine von ihnen ungeliebte äußere Betätigung in ihrer Lebensposition vollbringen müssen, ihre Zahl würde wahrhaftig weit größer sein als die derjenigen, die sich dazu bekennen: Ich kann nicht anders sagen, als dass ich meine äußere Betätigung liebe, dass sie mich glücklich und zufrieden macht!

Sehen Sie, vor kurzem hörte ich, wie ein Mensch zu einer befreundeten Persönlichkeit merkwürdige Worte sprach. Er meinte: «Überblicke ich mein Leben mit allen Einzelheiten, so muss ich sagen, wenn ich dieses Leben im gegenwärtigen Augenblick wiederum von Kindheit an beginnen sollte und es gerade so durchleben könnte, wie ich es haben möchte – ich würde das Gleiche wiederum tun, was ich bis jetzt getan habe.» Da antwortete diese befreundete Persönlichkeit: «Da gehören Sie zu den Menschen, die in der Gegenwart am wenigsten zu finden sind.»

Wahrscheinlich hat diese Persönlichkeit in Bezug auf die meisten Menschen der Gegenwart Recht. Es gibt nicht viele Zeitgenossen, die den Ausspruch fällen, sie würden, wenn es auf sie ankäme, das Leben mit all dem, was es an Freude, an Schmerz, an Schicksalsschlägen, an Hemmnissen gebracht hat, sogleich wiederum beginnen und wären ganz zufrieden, wenn es genau dasselbe ihnen wiederum bieten würde.

Man kann nicht sagen, dass diese Tatsache, die angeführt worden ist – nämlich dass es so wenig Menschen gibt in der Gegenwart, die sozusagen ihr gegenwärtiges Karma wiederum aufnehmen würden mit allen Einzelheiten –, man kann nicht sagen, dass dieses nicht zusammenhinge mit all dem, was der heutige Kulturzustand der Menschheit gebracht hat.

Unser Leben ist komplizierter geworden, aber es ist ein solches geworden, wie es ist, durch die verschiedenartigen

Karmas der einzelnen heute auf der Erde lebenden Persönlichkeiten. Das ist ganz zweifellos.

Für denjenigen, der nur ein wenig hineinsieht in den Gang der Menschheitsentwicklung, liegt die Sache gar nicht so, dass wir etwa einem Leben entgegentreten könnten in Zukunft, das weniger kompliziert wäre. Im Gegenteil, das Leben wird immer komplizierter und komplizierter werden.

Das äußere Leben wird immer komplizierter, und wenn noch so viele Tätigkeiten dem Menschen abgenommen werden in Zukunft durch die Maschinen: Leben, welche die Menschen in dieser physischen Inkarnation beseligen, wird es in sehr geringem Umfang geben können, wenn nicht ganz andere Verhältnisse eintreten als jene, die sich wirksam erweisen in unserer Kultur. Und diese anderen Verhältnisse müssen die sein, die sich ergeben aus dem Durchdrungensein der Menschenseele mit der Wahrheit von Reinkarnation und Karma.

Durch diese Wahrheit wird man erkennen, dass parallel gehen wird mit der Komplikation der äußeren Kultur noch etwas ganz anderes.

Was wird notwendig sein, damit die Menschen immer mehr und mehr durchdrungen werden von der Wahrheit von Reinkarnation und Karma? Was wird notwendig sein dazu, dass der Begriff von Reinkarnation und Karma, wie es durchaus sein muss, wenn unsere Kultur nicht einen Niedergang erfahren soll, in verhältnismäßig ganz kurzer Zeit so in unsere Schulbildung hineinwirkt, die Menschen schon in ihrer Kindheit ergreift, wie heute die Überzeugung von der Richtigkeit des kopernikanischen Weltsystems schon das Kind ergreift?

Was war notwendig dazu, dass das *kopernikanische Weltsystem* die Seele ergriffen hat?

Mit diesem kopernikanischen Weltsystem ist es eine ganz eigentümliche Sache. Ich will nicht über das kopernikanische Weltsystem sprechen, sondern nur über sein In-die-Welt-Treten. Bedenken Sie doch nur einmal, dass dieses kopernikanische Weltsystem ausgedacht worden ist von einem christlichen Domherrn und dass Kopernikus so über dieses Weltsystem denken konnte, dass er sein Werk, in dem er dieses Weltsystem ausgebaut hatte, dem Papst gewidmet hat. Er konnte glauben, dass es ganz im Sinne des Christentums sei, was er ausgedacht hatte.

Gab es damals einen Beweis für den Kopernikanismus? Konnte jemand das beweisen, was Kopernikus ausgedacht hatte? Niemand konnte den Kopernikanismus beweisen. Und dennoch, bedenken Sie die Schnelligkeit, mit der er eingezogen ist in die Menschheit!

Seit wann kann man ihn erst beweisen? Einigermaßen sicher erst, soweit er richtig ist, seit den fünfziger Jahren des 19. Jahrhunderts, erst seit dem Foucault'schen Pendelversuch. Es gab früher keinen Beweis dafür, dass die Erde sich dreht. Es ist ein Unsinn, wenn behauptet wird, dass Kopernikus all das, was er als Hypothese aufgestellt und eingesehen hat, auch hat beweisen können. Das gilt auch hinsichtlich der Behauptung, dass die Erde sich um ihre

Achse dreht. Erst seit man darauf gekommen ist, dass das schwingende «Polpendel» sich in derselben Ebene bewegt und dass wenn man ein großes Pendel schwingen lässt, sich dieses dreht, konnte man den Schluss ziehen: Es muss sich die Erde unter dem Pendel weggedreht haben.* Dieser Versuch, der eigentlich erst ein wirklicher Beweis dafür ist, dass die Erde sich bewegt, der wurde erst im 19. Jahrhundert gemacht. Früher gab es keine Möglichkeit, den Kopernikanismus als etwas anderes denn als eine Hypothese anzusehen.

Dennoch hat er so gewirkt auf die Natur der menschlichen Seele der neueren Zeit, dass während Kopernikus zwar geglaubt hat, dass er sein Werk dem Papst widmen dürfe, es bis zum Jahre 1822 auf dem «Index» stand. Erst im Jahre 1822 wurde das Werk, auf dem der Kopernikanismus aufgebaut ist, abgesetzt vom Index. Bevor es einen richtigen Beweis dafür gab, zwang die Kraft des Im-

---

* Der anthroposophisch versierte Leser mag vielleicht gern zum Vergleich auch den Wortlaut der Rudolf Steiner Gesamtausgabe über den Versuch mit dem Polpendel vor sich haben: «*Erst seit man darauf gekommen ist, daß das schwingende Polpendel das Bestreben hat, seine Schwingungsebene auch gegenüber der Umdrehung der Erde beizubehalten, und daß, wenn man ein langes Pendel schwingen läßt, sich dessen Schwingungsrichtung in bezug auf die Erdoberfläche dreht, konnte man den Schluß ziehen: es muß sich die Erde unter dem Pendel weggedreht haben.» (GA 135, 1989, S. 92)* Hier ist der Wortlaut aus «Das Goetheanum» (1936) übernommen worden: Er ist knapper gehalten, aber auch für den Naturwissenschaftler ausreichend. Eine ausführlichere Darstellung könnte leicht vom Kerngedanken ablenken.

pulses, mit dem sich das kopernikanische Weltsystem in die menschliche Seele einlebte, zwang dieser Kopernikanismus selbst die Kirche, ihn als etwas anzuerkennen, was nichts Ketzerisches ist.

Es ist mir immer im tiefsten Sinne charakteristisch erschienen, dass mir diese Erkenntnis zuerst, als ich ein kleiner Bub war, in der Schule von einem Pfarrer, nicht von einem Lehrer, vorgetragen worden ist. Und wer will daran zweifeln, dass der Kopernikanismus sich eingenistet hat, dass er sich bis in das Kindergemüt eingenistet hat – wir wollen jetzt nicht von seinen Wahrheiten und seinen Irrtümern sprechen.

So muss sich einnisten – aber dazu hat die Menschheit nicht so lange Zeit wie zur Aufnahme des Kopernikanismus –, so muss sich einnisten, wenn nicht die Menschheitskultur einen Niedergang erfahren will, die Wahrheit von Reinkarnation und Karma.

Und jene, die sich heute Geisteswissenschaftler nennen, sind dazu berufen, das ihrige zu tun, dass Reinkarnation und Karma sich bis in das Kindergemüt hinein ergießt. Damit ist natürlich nicht gesagt, dass jetzt jene Geisteswissenschaftler, die Kinder haben, nun ihren Kindern dieses «Dogma» beibringen. Einsicht in diese Dinge muss man haben!

Ich habe nicht umsonst den Kopernikanismus angeführt. Das können wir lernen an dem, was dem Kopernikus seinen Erfolg gebracht hat: Wir können lernen, was dem Reinkarnations- und dem Karmagedanken seine Kulturerfolge bringen kann.

Was gehörte denn dazu, dass der Kopernikanismus sich so schnell verbreitete? Ich werde jetzt etwas furchtbar Ketzerisches aussprechen, etwas geradezu Gräuliches für den modernen Menschen. Aber es handelt sich eben darum, dass Geisteswissenschaft von den Menschen ebenso ernst und bedeutsam aufgefasst werde, wie einmal das Christentum bei seinem ersten Entstehen von den ersten Christen aufgefasst worden ist, die sich auch in Gegensatz gebracht haben zu dem, was da war. Wenn Geisteswissenschaft nicht so ernst genommen wird von ihren Bekennern, so kann sie nicht für die Menschheit leisten, was geleistet werden muss.

Ich muss etwas Gräuliches sagen und, sehen Sie, das besteht darin: Der Kopernikanismus, dasjenige, was die Menschen heute lernen als kopernikanisches Weltsystem – dem wahrhaftig nicht sein großes Verdienst und damit seine Bedeutung als Kulturtatsache allerersten Ranges abgesprochen werden soll –, konnte sich einnisten in die menschliche Seele dadurch, dass man ein oberflächlicher Mensch sein konnte, um ein Anhänger dieses Systems zu sein.

Oberflächlichkeit und Äußerlichkeit gehörten dazu, um sich vom Kopernikanismus schneller zu überzeugen. Damit ist nicht gesagt, dass herabgemindert werden soll die Bedeutung des Kopernikus für die Menschheit. Nein, aber gesagt kann werden, dass man kein sehr tiefer Mensch sein muss, dass man sich nicht verinnerlichen, sondern geradezu sich veräußerlichen muss, um Anhänger des Kopernikanismus zu sein.

Und wahrhaftig, es hat ein hoher Grad von Veräußerlichung des menschlichen Gemüts dazu gehört, dass die Menschen solche Sätze finden konnten wie die trivialen, die man in modernen, monistischen Büchern findet, wo man mit einer gewissen Begeisterung sagt: «Die Erde, so wie die Menschen sie bewohnen, ist ein Staubkorn im Weltall den anderen Welten gegenüber.»

Das ist eine triviale Tirade, aus dem einfachen Grunde, weil dieses «Staubkorn» mit allen Einzelheiten die Menschen auf der Erde viel angeht – und die anderen Dinge, die im Weltall ausgebreitet sind und mit denen die Erde verglichen werden soll, gehen den Menschen wenig an. Ganz veräußerlichen musste sich die Menschheitsentwicklung, um sozusagen schnell fähig zu werden, den Kopernikanismus anzunehmen.

Was aber muss die Menschheit tun, um die Lehre von Reinkarnation und Karma sich anzueignen? Erfolg muss diese Lehre viel schneller haben, wenn die Menschheit nicht ihrem Niedergang entgegengehen soll. Aber was ist notwendig, damit sie sich einnistet in das Kindergemüt?

Veräußerlichung war für den Kopernikanismus notwendig, *Verinnerlichung* ist notwendig, um sich einzuleben in die Wahrheiten von Reinkarnation und Karma: ein Ernstnehmen-Können solcher Dinge, wie wir sie gestern besprochen haben, ein Eingehenkönnen auf innerliche Seelenerfahrungen, auf Intimitäten des Gemüts, auf solche Dinge, die jede Seele in den tiefen, inneren Untergründen des eigenen Wesenskerns erleben muss.

Dasjenige, was aus dem Kopernikanismus für die gegenwärtige Kultur gefolgt ist, es wird überall dargelegt heute, in allen populären Mitteilungen. Und man sieht einen ganz besonderen Erfolg darin, dass man dieses alles im Bild, auch womöglich in kinematographischen Momentaufnahmen, den Menschen darbieten kann. Schon das charakterisiert die ungeheure Veräußerlichung dieser Kultur.

Man wird wenig zeigen können, man wird in Bildern wenig mitteilen können über die Intimitäten jener Wahrheiten, die sich zusammenfassen in den Worten Reinkarnation und Karma. In der Ausbildung und Verinnerlichung solcher Dinge, wie sie gestern ausgesprochen worden sind, liegt es, wie die Menschen darauf kommen werden, dass begründet ist die Überzeugung von Reinkarnation und Karma.

So wird der Gegenpol notwendig sein, damit sich Reinkarnation und Karma einlebt in die Menschheit – das Gegenteil von dem, was geradezu gang und gäbe ist in der gegenwärtigen äußeren Kultur.

Daher muss so darauf gedrungen werden, dass auf geisteswissenschaftlichem Feld diese Verinnerlichung auch wirklich stattfindet. Wenn es auch zwar nicht geleugnet werden kann, dass gewisse schematische Darstellungen für die Erfassung von Grundwahrheiten durch den Verstand nützlich sein können, so muss doch gesagt werden: Das Wichtigste auf geisteswissenschaftlichem Feld ist die Hinlenkung auf die in der Tiefe der Seele wirksamen Gesetze, auf dasjenige, was unter den Kräften der Seele in ähnlicher Art innerlich wirkt, wie die äußeren physischen Gesetze draußen in Zeit- und Raumeswelten wirken.

Aber auch von diesen einzelnen Karmagesetzen verstehen die Menschen im Grunde genommen heute noch sehr wenig. Das können wir sozusagen ablesen an Dingen, welche heute immer und immer wiederholt werden von der äußeren Kultur.

Wer würde heute sich nicht als aufgeklärter Mensch in der äußeren Kultur denken, der immer wiederholt hat die Worte: Die Menschheit sei hinausgekommen über das Kindheitsstadium, in dem sie «geglaubt» hat, die Menschheit sei eingetreten in das Mannesalter, wo sie «wissen» kann.

Solche Reden werden immer wieder und wiederum vordeklamiert, und vieles geht von solchem aus, was die Menschen draußen betört, was aber die Geisteswissenschaftler nimmermehr betören sollte, nämlich Redensarten wie jene, dass das Wissen den Glauben ablösen müsse. Man beachtet eben gar nicht, dass es materialistisch gesinnte Menschen gibt, die an das glauben, wovon sie nichts wissen ... (Größere Lücke im Text)*.

Aber alle diese Tiraden von Glauben und Wissen rechnen nicht mit solchen Dingen, die man «karmische Zusammenhänge» nennen kann im Leben. Derjenige, der imstande ist, geisteswissenschaftliche Forschungen anzustellen und bei besonders gläubigen, hingebungsvoll gläubigen

---

* In der Ausgabe in «Das Goetheanum» (1936) werden an über zwanzig anderen Stellen kleinere Lücken im Text mit ... gekennzeichnet. Da diese Ausgabe viel Wert auf ungestörte Lesbarkeit legt, wird nur im Fall dieser größeren Lücke darauf hingewiesen. Wer alle diese Stellen nachprüfen möchte, kann das unter *www.steinerforum.de*.

Naturen der Gegenwart Umschau hält, muss sich fragen: Warum ist dieser oder jener Mensch eine besonders «gläubige» Persönlichkeit? Warum ist die Inbrunst des Glaubens, der Enthusiasmus, warum ist in diesem oder jenem Menschen geradezu ein Genie für religiöse Andacht, für Hinordnung der Gedanken nach der übersinnlichen Welt?

Wenn man sich diese Fragen stellt, dann bekommt man eine merkwürdige Antwort. Geht man zurück bei solchen gläubigen Naturen, bei denen vielleicht der Glaube als wichtige Tatsache ihres Lebens sogar erst im späteren Lebensalter auftritt, zu früheren Inkarnationen, so findet man die merkwürdige Tatsache, dass dies Individualitäten sind, die in früheren, in vorhergehenden Inkarnationen «Wissende» waren.

Das Wissen ihrer vorhergehenden Inkarnation, das rationelle Element der Vernunft der früheren Inkarnation, hat sich gerade in das Glaubenselement der gegenwärtigen Inkarnation verwandelt. Da haben wir eine jener merkwürdigen karmischen Tatsachen!

Wenn man nun herantritt an die Menschen, die als besonders materialistische Menschen nicht mehr glauben, sondern nur wissen wollen – verzeihen Sie, ich muss etwas sagen, was zwar keinen der hier Sitzenden, wohl aber manchen der Draußenstehenden schockieren würde –, die nur auf das schwören, nur das anzunehmen erklären, was die Sinne und der an das Gehirn beschränkte Verstand darbieten, so findet man – es ist eine ganz reale Tatsache – Stumpfsinn in der vorhergehenden Inkarnation.

So dass wirkliche Untersuchung der verschiedenen Inkarnationen dieses sonderbare Ergebnis liefert, dass gerade enthusiastische Glaubensnaturen, die nicht fanatisch sind, sondern innerlich feststehen in der Hinordnung ihres Wesens zu den höheren Welten, diesen Glauben der Gegenwart aufbauten auf einem Wissen, das sie sich erworben haben in vorhergehenden Inkarnationen, während man sich das Wissen auf materialistischer Grundlage durch Stumpfheit gegenüber den Weltanschauungen in früheren Inkarnationen erworben hat.

Bedenken Sie, wie die ganze Anschauung des Lebens sich ändert, wenn man so den Blick hinausrichtet von dem, was man in der unmittelbaren Gegenwart erlebt, zu dem, was die menschliche Individualität in ihrem Durchgang durch die verschiedenen Inkarnationen erlebt!

Da nimmt sich manches, worauf der Mensch in der gegenwärtigen Inkarnation stolz ist, sonderbar aus, wenn man es in dem Zusammenhang betrachtet, in der Art, wie es erworben worden ist in der vorhergehenden Inkarnation. Wenn man es vom Standpunkt der Reinkarnation betrachtet, erscheint manches nicht so unglaublich. Man braucht am Menschen nur ins Auge zu fassen, wie er unter diesen inneren Seelenkräften in einer Inkarnation sich entwickelt.

Man braucht nur die Seelenkraft des Glaubens zu betrachten, die Seelenkraft, die der Mensch haben kann im Glauben an etwas, was sich als Übersinnliches hinaufhebt über die gewöhnlichen Sinneserscheinungen.

Es mag ein moderner materialistischer Monist sich noch so sehr dagegen stemmen, er mag sagen: «Nur das Wissen gilt, der Glaube hat kein sicheres Fundament». Ihm gegenüber gilt eine andere Tatsache, die Tatsache, dass gerade das Seelenverhältnis des Glaubens belebend wirkt auf unseren Astralleib, während die Ungläubigkeit, das Nicht-glauben-Können, den Astralleib ausdörrt, ihn vertrocknen lässt.

Wie die Nahrung auf den physischen Leib, so wirkt der Glaube auf den Astralleib.

Und ist es nicht von Wichtigkeit, einzusehen, was der Glaube für den Menschen, für sein Heil, für seine Seelengesundheit und – weil diese auch das Wirksame für die körperliche Gesundheit ist – für diesen Körper bewirkt? Ist es nicht sonderbar, wenn man auf der einen Seite den Glauben abschaffen will und wenn auf der anderen Seite das gilt, dass ein Mensch, der nicht glauben kann, einen ausgetrockneten, verdorrten Astralleib bekommen muss?

Wenn das wirklich ins Auge gefasst werden soll, so kann es geschehen, auch wenn man nur das *eine* Leben betrachtet. Denn dass ein glaubensloser Mensch einen ausgetrockneten Astralleib bekommt, das zu erkennen, dazu braucht man nicht aufeinander folgende Inkarnationen zu überblicken, es genügt, den Menschen in *einer* Inkarnation zu überblicken. So kann es geschehen, dass wir Folgendes erkennen: Glaubenslosigkeit verdorrt unseren Astralleib, wir machen uns arm durch Glaubenslosigkeit, und in der nachfolgenden Inkarnation trocknen wir unsere Individualität aus. Wir werden durch die Glaubenslosigkeit stumpf für die nächste Inkarnation und unfähig, ein Wissen zu erwerben.

Es ist eine eitle, trockene, nüchterne Logik, wenn man Wissen in Gegensatz bringt zum Glauben. Für denjenigen, der in die Dinge hineinsieht, haben all die Trivialitäten, die über Glauben und Wissen vorgebracht werden, ungefähr die Bedeutung, die eine Diskussion hätte zwischen zwei Menschen, von denen der eine behauptete: Bis jetzt haben für die menschliche Fortentwicklung größere Bedeutung die Männer gehabt. Der eine sagt: Die Männer werden jetzt abgelöst; der andere sagt: Die Frauen werden jetzt durch die Männer abgelöst. Im Kindheitszeitalter hat ein Geschlecht Bedeutung gehabt, jetzt aber das andere.

Für den Kenner der geistigen Tatsachen ist es klar: So wie im äußeren physischen Leben sich die beiden Geschlechter verhalten, so verhält sich Glauben und Wissen. Das müssen wir als scharfe und bedeutsame Tatsache ins Auge fassen – und wir sehen damit richtig.

Bis so weit geht der Parallelismus, dass wir sagen können: Wie ein Mensch – wir haben das öfters betont – in den aufeinander folgenden Inkarnationen das Geschlecht wechselt, so dass er in der Regel abwechselnd Mann und Frau ist, so folgt in der Regel auf eine mehr gläubige eine mehr vernunftmäßige Inkarnation, dann wieder eine mehr gläubige und so weiter. Ausnahmen gibt es ja, so wie auch mehrere männliche oder weibliche Inkarnationen aufeinander folgen können. Aber die Dinge stehen in der Regel durchaus in gegenseitiger Befruchtung und Ergänzung.

Aber noch andere Kräfte des Menschen stehen in einer ähnlichen Ergänzung, zum Beispiel die beiden Seelenfähigkeiten, die wir bezeichnen wollen als *Liebesfähigkeit* und *innere Kraft.*

Dass im Menschen Selbstgefühl liege, innere Harmonie, inneres Auf-sich-selbst-gebaut-Sein, dass wir wissen, was wir zu tun haben im Leben: Auch in dieser Beziehung wirkt das menschliche Karma abwechselnd in den verschiedenen Inkarnationen, indem es in dem einen Menschen mehr ausprägt die hingebungsvolle Liebe für seine Umgebung, eine Art Selbstvergessenheit, eine Art Aufgehen in seiner Umgebung. Und es wird eine solche Inkarnation abwechseln mit einer Inkarnation, wo der Mensch sich wiederum mehr berufen fühlt, sich nicht zu verlieren an die Außenwelt, sondern sich zu stärken in seinem Inneren, so dass er die Kraft dazu verwendet, um selber weiterzukommen.

Natürlich wird dieses Letztere nicht ausarten dürfen in Lieblosigkeit, wie Ersteres auch nicht ausarten darf in vollständiges Verlieren seines eigenen Selbstes. Diese zwei Dinge gehören wiederum zusammen.

Und es darf durchaus immer wieder betont werden, dass es nicht schon genügt, wenn Geisteswissenschaftler ein Opfer bringen wollen. Manche Menschen wollen recht gern recht viele Opfer bringen – aber um für die Welt taugliche Opfer zu bringen, muss der Mensch erst die Kraft haben für diese Opfer.

Der Mensch muss erst etwas sein, bevor er sich opfern kann, sonst ist das Opfer der Ichheit nicht besonders viel wert. Es ist auch in gewisser Beziehung eine Art von –

wenn auch verhaltenem – Egoismus, von Bequemlichkeit, wenn man nicht dahin strebt, sich zu vervollkommnen, weiterzustreben, damit das, was man leisten kann, auch ein Wertvolles sei.

Es könnte scheinen – aber ich bitte, dies nicht misszuverstehen –, wie wenn wir die Lieblosigkeit predigten. Es ist so, dass sehr leicht die äußere Welt den Geisteswissenschaftlern heute vorwirft: Ihr strebt danach, eure Seele zu vervollkommnen, vorwärts zu kommen in Bezug auf eure Seele. Ihr werdet Egoisten!

Nun muss zugegeben werden, dass viele Schrullen, viele Fehlerhaftigkeiten und Irrtümer in diesem Streben der Menschen nach Vollkommenheit auftreten können. Man braucht durchaus nicht immer bloß gerade eitel Sympathie zu haben mit demjenigen, was sehr häufig unter Geisteswissenschaftlern auftaucht unter dem Prinzip der Selbstentwicklung. Hinter diesem Streben steckt vielfach außerordentlich viel unlauterer Egoismus.

Auf der anderen Seite muss betont werden, dass wir in einer Zeit leben, in einer Kulturepoche leben, in der unendlich viel Verschwendung getrieben wird gerade mit hingebungsvoller Opferwilligkeit. Wenn auch Lieblosigkeit allerorten vorhanden ist, so ist auch ungeheuer viel Verschwendung von Liebe und Opferwilligkeit vorhanden. Das soll nicht missverstanden werden, man soll sich klar darüber sein, dass Liebe, wenn sie nicht mit weiser Führung des Lebens, mit weiser Einsicht in die entsprechenden Verhältnisse auftritt, sehr am unrechten Ort sein kann und so eher zum Schaden als zum Nutzen der Menschen sein kann.

Wir leben in dem Zeitalter, in dem eine große Anzahl von Menschen nötig hat, dass wiederum etwas hereindringt in die Seele, was die Seele vorwärts zu bringen vermag – wiederum etwas von dem, was die Geisteswissenschaft bringt, um ihre Seele reicher, inhaltsvoller zu machen. Die Menschheit muss für die nächste Inkarnation und auch schon für das Wirken zwischen Tod und neuer Geburt dasjenige befolgen, was Taten sein können, die nicht nur auf altem Herkommen beruhen, sondern was neue Taten sind.

Diese Dinge müssen durchaus mit großem Ernst und wahrer Würde betrachtet werden, denn das muss als Tatsache feststehen, dass die Geisteswissenschaft eine Mission hat, dass sie wie ein Kulturkeim ist, der eben in die Zukunft hineinwächst und aufsprießen muss.

Wie das aber sich vollzieht im Leben, das können wir am besten einsehen, wenn wir solche karmischen Zusammenhänge wie Glaube und Vernunft, Liebe und Selbstgefühl ins Auge fassen.

Derjenige Mensch, der im Sinne unserer Zeitentwicklung davon überzeugt ist, dass wenn man durch die Pforte des Todes geht, sich gleich anschließt eine außerirdische Ewigkeit irgendwo außerhalb dieser Welt, der wird niemals zu wahrer Würdigung des Seelenfortschritts kommen können, denn er wird sich sagen: Wenn ein Fortschritt da ist, so kannst du ihn doch nicht ganz umfassen als solchen, denn du bist nur vorübergehend, nur eine kurze Weile in dieser Welt und hast dich für die andere Welt vorzubereiten.

Und doch ist es so, dass wir am allerlebensweisesten werden an dem, was wir verfehlt haben. Wir lernen an dem, was wir verfehlt haben. Gerade an dem, was uns nicht gelungen ist, werden wir am allerweisesten. Und fragen Sie sich ernsthaft, wie oft Sie die Gelegenheit haben, das, was Sie verfehlt haben, genau in derselben Situation wie vorher zu wiederholen. Selten wird sich diese Lage ergeben. Und wäre das Leben nicht etwas höchst Sinnloses, wenn die Lebensweisheit, die wir uns aus den Fehlern aneignen können, für diese irdische Menschheit verloren ginge?

Nur dann, wenn wir wiederum zurückkehren können, wenn wir anwenden können in einem ganz neuen Leben, was wir als Lebenserfahrung uns in früheren Leben angeeignet haben, nur dann hat das Leben einen Sinn. Daher ist es sinnlos, überhaupt nach Vollkommenheit der Seele zu streben, sowohl für dieses Erdendasein, wenn es als einziges angesehen wird, wie auch für die außerirdische Ewigkeit. Und erst recht sinnlos ist es für diejenigen, die nach dem Durchgang durch die Todespforte alles Dasein zu Ende sein lassen.

Was für Kräfte, was für Energie und Lebenssicherheit würde es den Menschen geben, wenn sie wüssten, dass sie die Kraft, die scheinbar verloren geht, in einem neuen Leben verwerten können!

Die Kultur der Gegenwart ist deshalb eine solche, wie sie ist, weil außerordentlich wenig für diese Kultur gesammelt worden ist in den Inkarnationen, die der Mensch vorher durchgemacht hat. Wahrhaftig, die Seelen sind verarmt in den aufeinander folgenden Inkarnationen!

Woher kommt es, dass die Seelen verarmt sind? Blicken wir zurück auf jene uralten Zeiten, die vor dem Mysterium von Golgotha liegen. Da war noch ein altes Hellsehen, da waren noch magische Willenskräfte vorhanden. So war es noch bis in die christliche Zeit hinein.

Aber was hereingeragt hat aus den höheren Welten in den letzten Zeiten des alten Hellsehens, das war nur noch das Böse, das «Dämonische». Überall sehen wir in den Evangelien angeführt in der Umgebung des Christus Jesus dämonische Naturen. Was in den alten Zeiten in den menschlichen Seelen war als ursprünglicher Zusammenhang mit den göttlich-geistigen Kräften und Wesenheiten, das war den Seelen verloren gegangen.

Dann trat der Christus in die Menschheit herein. Die Menschen, die gegenwärtig leben, haben zwei, drei oder vier Inkarnationen seit jenem Zeitpunkt erlebt, je nach ihrem Karma. So wie das *Christentum* gewirkt hat bis jetzt, so hat es wirken müssen, weil schwache, ausgeleerte Seelen in der Menschheit waren. Es konnte seine innerliche Kraft nicht entfalten, weil schwache Seelen in der Menschheitsentwicklung drinnen waren.

Wie das der Fall war, kann man ermessen, wenn man eine andere Welle der Menschheitskultur ins Auge fasst, nämlich jene Welle, die im Morgenland die Menschheitsentwicklung zum *Buddhismus* geführt hat.

Der Buddhismus hat die Überzeugung von Reinkarnation und Karma, aber er hat sie so, dass er den Fortgang der Menschheitsentwicklung so betrachtet, als ob er die Aufgabe hätte, den Menschen nur so schnell wie möglich aus dem Leben herauszubringen. Im Morgenland wirkte eine Welle, in der der Drang nach Dasein nicht mehr vorhanden war. Also sehen wir, wie alles, was den Menschen zur Erdenmission begeistern soll, bestimmen soll, wie alles das gewichen ist bei den Angehörigen derjenigen Kulturwelle, die den Buddhismus trägt.

Und würde der Buddhismus im Abendland eine besondere Verbreitung gewinnen, so würde dies ein Beweis dafür sein, dass diejenigen Seelen zahlreich sind, die zu den schwächsten, zu den lebensuntüchtigsten gehören, denn diese wären es, welche ihn annehmen würden. Überall, wo der Buddhismus auftreten könnte in irgendeiner Form im Abendland, würde das ein Beweis sein dafür, dass die Seelen so schnell wie möglich hinauswollen aus der Erdenmission, dass sie sich nicht abfinden können mit ihr.

Als das Christentum sich ausbreitete im südlichen Europa und übernommen wurde von den nördlichen Völkern, da waren diese Völkerseelen stark in ihrer instinktiven Kraft. Sie verleibten sich das Christentum ein, aber es konnte zunächst nur seine äußeren Seiten hervorheben – das heißt dasjenige, wofür es besonders wichtig ist, dass der Mensch in der gegenwärtigen Kultur eine Vertiefung des Christusimpulses erreichen kann, so dass dieser Christusimpuls die innerste Kraft der menschlichen Seele selber wird und dass daher die Seele immer reicher und reicher wird und immer innerlicher und innerlicher, indem sie der Zukunft entgegenlebt.

Schwächere Inkarnationen haben die menschlichen Seelen durchgemacht, das Christentum hat sie zunächst äußerlich gestützt. Jetzt sind die Zeiten gekommen, wo die Seelen innerlich stark und kräftig werden müssen.

Daher wird es im späteren Gang der Zukunft wenig ausmachen, was die Seele im äußeren Leben tun wird. Darauf aber wird es ankommen, dass sie sich selber findet, dass sie sich verinnerlicht, dass sie Vorstellungen dafür gewinnt, wie man das Innerliche in das äußere Leben einführt, wie man die Erdenmission durchziehen kann mit dem, was man an Bewusstsein, an starker Innerlichkeit gewinnt durch das Durchdrungensein mit den Wahrheiten von Reinkarnation und Karma.

Wenn der Anfang auch nur bescheiden gemacht wird in dem Eindringen von Reinkarnation und Karma in das Leben, diese bescheidenen Anfänge sind doch von ungeheurer Wichtigkeit. Je mehr wir dazu kommen, sozusagen den Menschen nach seinen innerlichen Fähigkeiten zu beurteilen, das Leben zu verinnerlichen, desto mehr führen wir das herbei, was der Grundcharakter einer zukünftigen Menschheit sein muss.

Das äußere Leben wird immer komplizierter, das lässt sich nicht aufhalten, aber zusammenfinden werden sich die Seelen in der Innerlichkeit.

Da mag der Einzelne diese oder jene Tätigkeit äußerlich vollbringen: Was innerliches Gut der Seele ist, das wird im geisteswissenschaftlichen Leben die einzelnen Seelen zusammenführen und sie wirken lassen dahin, dass dieses geisteswissenschaftliche Leben immer mehr auch in die äußere Kultur einzufließen vermag.

Wir wissen, dass das gesamte äußere Leben gestärkt wird, wenn die Seele ihre Wirklichkeit findet in der Geisteswissenschaft. Deshalb finden sich Menschen aller einzelnen äußeren Lebensrichtungen und aller einzelnen äußeren Lebensberufe und äußeren Lebenscharaktere zusammen.

Die Seele der äußeren Kulturbewegung selber wird geschaffen durch das, was uns in der Geisteswissenschaft entgegentreten kann: Beseelung des äußeren Lebens.

Damit diese eintreten kann, muss zuerst einziehen in die Seele das Bewusstsein von dem wichtigen Karmagesetz. Je mehr wir der Zukunft entgegenleben, umso mehr muss der Einzelne in ihm eine Beseelung des ganzen Lebens fühlen können.

Durch die äußeren Gesetze, die äußeren Einrichtungen, wird die äußere Lebensführung so kompliziert werden, dass die Menschen sich nicht mehr auskennen werden. Dagegen wird durch das Durchdrungensein mit dem Karmagesetz in die Seele sich einleben das Wissen dessen, was sie tun soll, um von innen heraus den Weg durch die Welt zu gehen.

Das wird sie am besten finden da, wo die Dinge durch das innere Seelenleben geregelt sind. Wir haben im Leben solche Dinge, wo die Sache ganz gut vorwärts geht, weil jeder dem inneren Trieb folgt, der ihn sicher leitet. Eine solche Sache ist zum Beispiel das Auf-der-Straße-Gehen. Es ist durchaus noch nicht jedem Einzelnen vorgeschrieben, dass er auf diese oder auf die andere Straßenseite ausweichen soll. Und dennoch stoßen nicht jedes Mal zwei Menschen, die einander begegnen, zusammen, weil es eine innere Notwendigkeit gibt, der sie folgen. Sonst müsste man neben jeden Menschen einen Schutzmann hinstellen, der ihm befiehlt, links oder rechts zu gehen!

Es ist zwar das Bestreben in einzelnen Kreisen, dass der Mensch immer auf der einen Seite einen Schutzmann, auf der anderen Seite einen Arzt haben soll. Das lässt sich ja doch nicht ausführen! Aber man kommt in denjenigen Dingen am besten vorwärts, wo man seinem ungezwungenen Inneren folgt.

Dazu muss dieses hingerichtet sein im menschlichen Zusammenleben auf die menschliche Achtung, muss ins Auge fassen die menschliche Würde. Und das kann nur geschehen, wenn die Menschen so erfasst werden, wie sie erfasst werden können, wenn das Gesetz von Reinkarnation und Karma berücksichtigt wird.

Dieses menschliche Zusammenleben wird sich nur dann auf einem höheren Gebiet vollziehen, wenn sich einleben wird in die Seele die Bedeutung des Gesetzes von Reinkarnation und Karma. Das zeigt uns am besten eine konkrete Betrachtung wie etwa der Zusammenhang von Glaube, Inbrunst und Wissen, von Liebe und Selbstgefühl. Das zeigt uns solch eine Betrachtung, wie wir sie gestern angestellt haben.

Nicht umsonst wollte ich solche Vorträge wie den gestrigen und den heutigen vor Ihnen halten. Es handelt sich hierbei nicht so sehr um das, *was* gesagt wird – das könnte auch anders gesagt werden. Was gestern und heute gesagt worden ist, erscheint nicht in erster Linie von Wichtigkeit. Von Wichtigkeit aber scheint mir das zu sein, dass sich diejenigen, die sich zur *Kulturbewegung der Geisteswissenschaft* bekennen, so durchdringen mit den Ideen von Reinkarnation und Karma, dass sie ein Bewusstsein davon bekommen, *wie* das Leben anders werden muss, wenn das Bewusstsein von Reinkarnation und Karma in jeder Menschenseele vorhanden sein wird.

Es hat sich eben das gegenwärtige Kulturleben mit Ausschluss des Bewusstseins von Reinkarnation und Karma gebildet. Und das ist das Bedeutsamste, was durch die Geisteswissenschaft eintreten wird, dass diese Dinge jetzt tatsächlich das Leben ergreifen, dass sie die Kultur durchsetzen und dadurch auch im Wesentlichen umgestalten werden.

Geradeso wie sich ein heutiger Mensch, der da sagt, Reinkarnation und Karma seien Träumerei, Unsinn, man sehe ja, wie die Menschen geboren werden und wie sie sterben, dass aber etwas herausfliege beim Tode, das sehe man nicht, also brauche man keine Rücksicht darauf zu nehmen – wie sich ein Mensch, der so spricht, zu dem verhält, der da sagt: Man sieht es nicht herausfliegen, aber man kann diese Gesetze in Rechnung ziehen und wird dann erst alle Lebensvorgänge erklärlich finden, kann gewisse sonst unerklärliche Dinge erfassen –, so wird sich verhalten die Kultur der Gegenwart zu der der Zukunft, die dann umschließen wird die Gesetze, die Lehre von Reinkarnation und Karma.

Und wenn diese beiden bei dem Zustandekommen der gegenwärtigen Kultur als allgemeine Gedanken der Menschheit keine Rolle gespielt haben – bei aller Kultur der Zukunft werden diese Ideen eine allererste Rolle spielen!

Dass der Geisteswissenschaftler fühle, wie er in dieser Weise mitarbeitet an dem Hervorbringen einer neuen Kultur – das muss in seinem Bewusstsein leben. Diese Empfindung, dieses Gefühl von der intensiven Bedeutung von Reinkarnation und Karma für das Leben, dieses wird etwas, was zusammenhalten kann heute eine Gruppe von Menschen, ungeachtet der äußeren Verhältnisse, in denen diese Menschen sind. Die Menschen, die von solcher Gesinnung zusammengehalten werden, können nur durch die Geisteswissenschaft zusammenfinden.

III.

Wiederverkörperung und Karma: ein gesteigertes Verantwortungsgefühl für Erde und Mensch

Berlin, 5. März 1912

Wir haben hier, an dieser Stelle*, jahrelang betrachtet geisteswissenschaftliche Wahrheiten, geisteswissenschaftliche Erkenntnisse. Wir haben versucht, uns dem, was wir glauben «Geisteswissenschaft» oder «Anthroposophie» nennen zu müssen, von den verschiedensten Richtungen her zu nähern und in uns dasjenige aufzunehmen, was aus den geisteswissenschaftlichen Erkenntnissen heraus kommen kann.

Es wird sich nun empfehlen, einmal gerade im Verlauf der Betrachtungen, die wir zuletzt hier angestellt haben und noch anstellen werden, die Frage aufzuwerfen, was den Menschen der Gegenwart, den Menschen unserer Zeit, die Geisteswissenschaft überhaupt eigentlich geben soll und geben kann.

Was sie enthält, diese Geisteswissenschaft, von dem wissen wir ja durch unsere Betrachtungen ein gut Stück, und wir können daher auf Grundlage der Bekanntschaft mit einigen geisteswissenschaftlichen Wahrheiten an die Frage herantreten: *Was kann die Geisteswissenschaft den Menschen der Gegenwart geben?*

Wenn wir an diese Frage herantreten, müssen wir vor allen Dingen darauf bedacht sein, das geisteswissenschaftliche Leben, die anthroposophische Bewegung – in unseren Gedanken wenigstens –, scharf zu trennen von irgend-

---

* Dies ist der letzte von drei in Berlin gehaltenen Vorträgen über dieses Thema. Rudolf Steiner bringt für die Berliner Zuhörer manches zur Sprache, was er in Stuttgart zu anderen Menschen gesagt hatte. Auch wenn das behandelte Thema dasselbe ist, ist die Art der Ausführung jedes Mal anders.

einer gesellschaftlichen Einrichtung, von irgendetwas, das man mit dem Namen «anthroposophische Gesellschaft» belegen könnte.

In der Wirklichkeit wird ja das ganze gegenwärtige Leben selbstverständlich immer wieder und wieder notwendig machen, dass sich diejenigen, die Geisteswissenschaft betreiben wollen, vereinigen in gesellschaftlicher Art. Aber wenn diese Vereinigung notwendig ist, so ist sie eben mehr notwendig durch das ganze außerhalb der Geisteswissenschaft stehende gegenwärtige Leben, als etwa durch den Inhalt, durch die Gesinnung oder durch sonst irgendetwas innerhalb der Geisteswissenschaft selber.

Geisteswissenschaft an sich könnte ja heute durchaus so verkündet werden, wie irgendetwas anderes gegenwärtig unter den Menschen verkündet wird. Geisteswissenschaft als solche könnte – denkbar wäre das durchaus – so verkündet werden, wie etwa Chemie heute unter den Menschen verkündet wird. Und es könnten die Menschen zu den geisteswissenschaftlichen Wahrheiten herankommen, wie sie an Chemie oder Mathematik herankommen. Was dann für die Seele des Einzelnen daraus folgt, wie die Seele des Einzelnen die Geisteswissenschaft aufnimmt und zum Impuls des Lebens macht, das könnte dann Sache eines jeden Einzelnen eben sein.

Eine «anthroposophische Gesellschaft» oder irgendeine Vereinigung, um Geisteswissenschaft zu treiben, macht der Umstand, die Tatsache notwendig, dass Geisteswissenschaft als solche etwas ist, was als etwas völlig Neues, als eine völlig neue Erkenntnis in unsere Gegenwart hereintritt und aufgenommen werden soll von dem geistigen Leben – während die Menschen draußen, im nicht geisteswissenschaftlichen Leben, eigentlich durchaus nicht nur, sagen wir, die allgemeine Seelenverfassung der Gegenwart brauchen, um Geisteswissenschaft auf sich wirken zu lassen, sondern auch zu dieser gewöhnlichen Seelenverfassung, wie sie die Menschen heute haben, eine besondere Vorbereitung des Gemüts, des Herzens brauchen.

Und eine solche Vorbereitung des Gemüts und des Herzens kann nur angeeignet werden durch das Zusammenleben in unseren «anthroposophischen Zweigen» oder Verbindungen oder dergleichen. Da eignen wir uns eine gewisse Art des Denkens an, eine gewisse Art des Fühlens, so dass wir dadurch in die Lage kommen, Dinge als ernsthaft zu betrachten, welche die Menschen, die heute draußen in der Welt stehen und kaum etwas von Geisteswissenschaft gehört haben, ganz selbstverständlich und begreiflicherweise vielleicht sogar als tolle Phantastereien ansehen müssen.

Gewiss, es könnte eingewendet werden, Geisteswissenschaft werde auch verbreitet durch öffentliche Vorträge, welche zu ganz unvorbereiteten Menschen sprechen. Aber gerade die, welche im engeren Sinn gesellschaftsmäßig unseren Kreisen angehören, werden wissen, dass der ganze Ton und die ganze Art und Weise der Haltung eines geisteswissenschaftlichen Vortrags anders sein muss, wenn er vor einem unvorbereiteten Publikum gehalten wird, als vor denjenigen, zu denen man so sprechen kann, dass sie durch den Drang ihres Herzens, durch die ganze Art und

Weise ihrer inneren Gesinnung das ernst nehmen, was das große Publikum noch nicht ernst nehmen könnte.

Und dies, was jetzt angedeutet worden ist, wird in der nächsten Zukunft nicht etwa besser werden – davon kann gar keine Rede sein –, sondern es wird in der nächsten Zukunft immer stärker und schärfer hervortreten. Die äußere Gegnerschaft gegen alles Geisteswissenschaftliche wird immer größer und größer werden in der Welt, und zwar aus dem Grunde, weil gerade Geisteswissenschaft in unserer Gegenwart etwas im höchsten Grade Zeitgemäßes, etwas im höchsten Grade Notwendiges ist, und weil gegen das Allernotwendigste, gegen das Allerzeitgemäßeste die Auflehnung der Menschen im Grunde genommen immer am allerstärksten ist.

Nun könnte die Frage entstehen: Warum denn das? Warum ist die Auflehnung der Menschenherzen irgendeines Zeitalters am allerstärksten gegen das, was dieses Zeitalter am allernotwendigsten braucht? Das ist etwas, was der Geisteswissenschaftler sollte begreifen können, was aber zu schwierig ist, um es einem unvorbereiteten Publikum auch nur im allerentferntesten klarzumachen.

Der Geisteswissenschaftler weiß, dass es «luziferische»* Kräfte und Wesenheiten gibt, die hinter der allge-

---

* Die geistigen Mächte, welche die Aufgabe haben, für die Entwicklung des Menschen die notwendigen Hindernisse und Gegenkräfte bereitzustellen, sind von zweierlei Art, um dem Menschen die Möglichkeit zu geben, in allen Bereichen des Lebens *auf zwei Seiten* einseitig zu werden. Die geistigen Wesen, die den Menschen einseitig geistig machen wollen – durch Geringschätzung der Welt der Materie –, werden «luzi-

meinen Evolution zurückgeblieben sind. Die wirken durch die Menschenherzen, durch die Menschenseelen, und sie haben das allergrößte Interesse daran in den Zeiten, in welchen das Streben nach aufwärts am größten wird, ihre Attacken, ihre Angriffe am allerstärksten zu machen.

Weil nun die Auflehnung der Menschenherzen gegen das, was vorwärts strebt in der Menschheitsentwicklung, von den luziferischen Kräften herrührt, und weil diese ihre Attacken dann unternehmen werden, wenn es ihnen sozusagen an den Kragen geht, deshalb müssen diese Attacken – also auch die Auflehnung der Menschenherzen – in solchen Zeiten am allerstärksten sein.

Daher werden wir verstehen, dass die für die Menschheit bedeutsamsten Wahrheiten sich von jeher eingelebt haben in die Menschheitsentwicklung dadurch, dass sie mit dem Umstand rechnen mussten, dass sie die stärksten Widerstände finden.

Etwas, was sich nicht sehr unterscheidet von dem, was sonst auch vorkommt in der Welt, wird kaum starke Widerstände finden. Aber was deshalb in die Welt tritt, weil die Menschheit seit langem danach dürstet und es nicht empfangen hat, das ist zugleich das, was die stärksten Attacken der luziferischen Kräfte herausfordert.

---

ferisch», diejenigen hingegen, die ihn zum einseitigen Materialismus, zur Verleugnung des Geistes, versuchen sollen, werden «ahrimanisch» genannt. «Ahriman» ist der Name des Gottes der Finsternis beim alten Zarathustra. Goethes Mephisto ist vorwiegend «ahrimanisch», vor allem im zweiten Teil, obwohl er, besonders im ersten Teil, auch «luziferische» Züge trägt.

Und so ist eine «Gesellschaft» eigentlich nichts weiter als ein Schutzwall gegen dieses ganze, als begreiflich charakterisierte Verhalten der Außenwelt. Man muss etwas haben, innerhalb dessen man diese Dinge so vertreten kann, dass man sagen kann: Diejenigen, zu denen man spricht oder mit denen man zusammen ist, sie bringen der Sache ein gewisses Verständnis entgegen, und die anderen, welche sich nicht vereinigt haben mit denen, die davon sprechen, die geht es nichts an.

Von dem, was in der Öffentlichkeit vertreten wird, glauben alle Menschen, dass es sie etwas angeht und dass sie ein Urteil darüber abzugeben haben – natürlich angestachelt von den luziferischen Kräften. Daraus sehen wir, dass es zwar notwendig ist, Geisteswissenschaft zu treiben, dass aber Geisteswissenschaft etwas hereinbringt in unsere Gegenwart, was hereinkommen muss und verlangt wird von dem geistigen Durst und dem geistigen Nahrungsbedürfnis unserer Zeit und was unter allen Umständen hereinkommen wird auf irgendeine Art. Denn dafür, dass es hereinkommt, dafür sorgen die geistigen Mächte, die sich der Evolution gewidmet haben.

Daher können wir im rein geisteswissenschaftlichen Sinne die Frage aufwerfen: Worin liegen die wichtigsten Dinge, die gegenwärtig der Menschheit eingepflanzt werden sollen durch die Geisteswissenschaft? Es werden diejenigen sein, nach denen die gegenwärtige Menschheit ganz besonders dürstet, die am allernotwendigsten sind.

Gerade mit der Beantwortung einer solchen Frage kann man am allermeisten missverstanden werden. Deshalb ist es so notwendig, für die Gedanken zunächst Anthroposophie und Anthroposophische Gesellschaft zu trennen. Denn was die Anthroposophie, was die Geisteswissenschaft der Menschheit bringen soll, sind neue Erkenntnisse, neue Wahrheiten. Aber eine Gesellschaft kann niemals – und am allerwenigsten in unserer Zeit – auf irgendwelche besonderen Wahrheiten eingeschworen werden.

Die Frage wäre die allerunsinnigste: «Welchen Glauben habt ihr Anthroposophen?» Unsinnig ist sie dann, wenn man unter «Anthroposophen» einen Menschen meint, der zur «anthroposophischen Gesellschaft» gehört. Denn man würde dabei voraussetzen, dass eine ganze Gesellschaft eine gemeinsame Überzeugung, ein gemeinsames Dogma haben würde. Das kann nicht sein! In dem Augenblick, wo eine ganze Gesellschaft – statutengemäß – auf ein gemeinsames Dogma schwören müsste, hörte sie auf, eine Gesellschaft zu sein, und es würde beginnen die Sektiererei. Hier haben wir die Grenze, wo eine Gesellschaft aufhört, eine Gesellschaft zu sein.

In dem Augenblick, wo ein Mensch verpflichtet würde, eine von der Gesellschaft geforderte Überzeugung zu haben, hat man es mit einer Sektiererei zu tun. Daher kann eine Gesellschaft, welche sich dem widmet, was jetzt charakterisiert worden ist, dies nur unter dem Gesichtspunkt sein, dass sie es ist unter dem naturgemäßen geistigen Drang.

Man kann fragen: Welche Menschen kommen herbei, um über Geisteswissenschaft etwas zu hören? Und man wird sagen können: Es sind die, welche irgendetwas über geistige Dinge hören wollen, die einen Drang haben, über geistige Dinge etwas zu hören. Dieser «Drang» ist kein Dogma. Denn wenn jemand etwas sucht, wovon er nicht sagt: «Ich werde dieses oder jenes finden», sondern wo er, wenn er sucht, eben *sucht*, so ist dieses Suchen das Gemeinsame, was eine Gesellschaft, die nicht eine Sekte werden will, haben muss.

Aber ganz unabhängig davon ist die Frage: Was bringt nun die Geisteswissenschaft als solche der Menschheit?

Und man muss sagen: Die Geisteswissenschaft als solche bringt der Menschheit etwas, was ähnlich, nur geistiger und in Bezug auf das menschliche Gemüt tiefer und bedeutungsvoller ist, als alle großen geistigen Wahrheiten gewesen sind, welche der Menschheit gebracht worden sind.

Nun gibt es unter den Dingen, die wir im Verlauf unserer Betrachtungen an uns haben herantreten lassen, mancherlei, von denen man sagen kann: Sie sind so, dass sie eigentlich nicht als die bedeutsamen, als die bezeichnenden angegeben werden können, wenn von dem die Rede ist, was eigentlich die gegenwärtige Menschheit, als Neues gebracht, erhalten soll.

Aber fundamentale Dinge, fundamentale Wahrheiten sind solche, die als wirklich neu in die Menschheit hereintreten.

Und wir brauchen nicht sehr weit zu gehen, um zu charakterisieren, worin eigentlich das Neue der geisteswissenschaftlichen Bewegung liegt. Es liegt darin, dass die zwei Wahrheiten, die sozusagen unter unseren fundamentalsten

Dingen auftreten, an die Menschenseele in einer immer überzeugenderen Weise herantreten: *die beiden Wahrheiten von Reinkarnation und Karma.*

Man kann sagen: Was der Geisteswissenschaftler in erster Linie auf seinem Weg findet, wenn er heute ernstlich strebt, das ist die Erkenntnis der Notwendigkeit von Reinkarnation und Karma.

Wir können zum Beispiel nicht sagen, dass in der abendländischen Kultur gewisse Dinge, wie etwa die Möglichkeit, in höhere Welten sich zu erheben, durch die Geisteswissenschaft als etwas fundamental Neues auftreten. Denn wer die abendländische Entwicklung kennt, wer da weiß, ich will nur sagen, dass es Mystiker gegeben hat, selbst solche Mystiker wie Jakob Böhme oder Swedenborg oder wie die ganze Jakob Böhme'sche Schule, der weiß auch, dass das eine – wenn es auch vielfach strittig war – immer geglaubt worden ist, dass es immer da war als Ansicht: dass sich der Mensch aus der gewöhnlichen Sinneswelt zu höheren Welten erheben kann, so dass dies also nicht das fundamental Neue ist.

Weiter sind auch gewisse andere Dinge nicht das fundamental Neue. Selbst wenn wir über das sprechen, was in Bezug auf die Evolution fundamental ist, wenn wir zum Beispiel sprechen über die Christusfrage: In Bezug auf die geisteswissenschaftliche Bewegung als solche ist sie nicht das Fundamentalste, sondern das Fundamentalste ist die Gestalt, welche die Christusfrage dadurch erhält, dass Reinkarnation und Karma in die Herzen der Menschen als Wahrheiten aufgenommen werden.

Die Beleuchtung, welche die Christusfrage erhält unter der Voraussetzung der Wahrheiten von Reinkarnation und Karma, das ist das Wesentliche. Denn die Christusfrage hat das Abendland beschäftigt in wahrhaftig tiefer Weise zu den verschiedensten Zeiten. Wir können dabei erinnern an die Zeiten der Gnosis, können erinnern an die Zeiten, in welchen sich vertieft hat das esoterische Christentum zum Beispiel derjenigen, die im Zeichen des Grals oder des Rosenkreuzes sich zusammengefunden haben, wie sie vertieft haben die Christusfrage. Also das ist nicht das Fundamentale.

Fundamental wird die Frage nur dadurch, dass sie ein Wesentliches ist für die abendländischen Gemüter – für die Erkenntnis und für die religiösen Bedürfnisse – und dass daher der, welcher eine Erweiterung seines Gemütes erfährt durch die Erkenntnis von Reinkarnation und Karma, auch notwendig fordert eine neue Erkenntnis alter Fragen.

Was Reinkarnation und Karma betrifft, so müssen wir das gerade Gegenteil davon sagen. Wir können höchstens darauf aufmerksam machen, dass Reinkarnation und Karma, man könnte sagen, sich schüchtern hereinfinden in die abendländische Kultur zur Zeit Lessings, der in seiner «Erziehung des Menschengeschlechts» darauf kommt. Wir finden dann auch weitere Beispiele, wie tiefere Geister auf diese Frage kommen.

Dass aber Reinkarnation und Karma als ein Bestandteil des menschlichen Bewusstseins sich geltend machen, dass sie aufgenommen werden in Herz und Gemüt des

Menschen, so wie es durch die Geisteswissenschaft geschieht, das ist eben etwas, was erst in unserer Gegenwart wirklich geschehen kann.

Daher könnte man sagen: Das Verhältnis eines Menschen der Gegenwart zur Geisteswissenschaft charakterisiert sich darin, dass er in die Lage kommen kann, aus irgendwelchen Voraussetzungen heraus, Reinkarnation und Karma als Erkenntnisse in sich aufzunehmen. Das ist das Wesentliche, worum es sich handelt. Im Grunde genommen folgt alles Übrige dann in einer mehr oder weniger selbstverständlichen Weise daraus, ob sich der Mensch zu Reinkarnation und Karma in der entsprechenden Weise zu stellen vermag.

Nun müssen wir uns, wenn wir die Frage so ins Auge fassen, auch klar werden, was es für die abendländische Menschheit und für die Menschheit überhaupt bedeutet, wenn Reinkarnation und Karma Erkenntnisse werden, die sozusagen übergehen in die Alltäglichkeit, wie andere Wahrheiten in die Alltäglichkeit übergegangen sind.

In einem noch viel größeren Umfang müssen in der nächsten Zeit Reinkarnation und Karma in das Bewusstsein der Menschheit übergehen, als dies zum Beispiel die *kopernikanische Weltanschauung* getan hat.

In Bezug auf die Letztere brauchen wir nur uns einmal recht klarzumachen, wie sie eigentlich mit einem raschen Schritt sich eingelebt hat in die Gemüter der Menschen. Denken Sie nur an das, was ich auch im öffentlichen Vortrag gesagt habe: Wie lange es erst in Bezug auf weltgeschichtliche Verhältnisse her ist, dass diese kopernikanische Weltanschauung sich verbreitet hat. Und denken Sie daran, dass bis in die niedersten Schulen hinein diese Weltanschauung die Menschen ergriffen hat.

Nun gibt es einen bedeutsamen Unterschied, in Bezug auf das Ergreifen der Menschenseele, zwischen dieser kopernikanischen Weltanschauung und der geisteswissenschaftlichen Weltanschauung, insofern sich diese aufbaut auf dem Fundament von Reinkarnation und Karma. Um diesen Unterschied zu charakterisieren, braucht man wahrhaftig eine «theosophische Loge» oder einen «anthroposophischen Zweig» mit Menschen, die mit gutem Willen zusammensitzen. Denn man muss eigentlich dabei ein Ding sagen – wenn man diesen Unterschied charakterisieren will, muss man es notwendigerweise sagen –, bei dem sich den außerhalb der geisteswissenschaftlichen Bewegung stehenden Menschen wahrhaftig der Magen umdreht.

Was gehörte denn dazu, dass die Menschen so schnell, so rasch und bis in das Kindheitsalter hinein die kopernikanische Weltanschauung angenommen haben? Die, welche mich über die kopernikanische Weltanschauung oder über neuere Naturwissenschaft haben reden hören, die werden sicher wissen, dass ich nicht irgendwie ein abträgliches Urteil fälle über diese moderne naturwissenschaftliche Anschauung. Daher darf es schon gestattet sein, wenn man diesen betreffenden Unterschied charakterisieren will, wirklich zu sagen: Es war notwendig, um dieses Weltbild aufzunehmen – das rein auf eine Charakteristik des Raumes beschränkt ist, auf äußere Raumverhältnisse –, *eine Epoche der Oberflächlichkeit*.

Und der Grund, warum so schnell die kopernikanische Weltanschauung sich eingelebt hat, ist kein anderer als der, dass die Menschen durch ein Zeitalter hindurch oberflächlich wurden. Oberflächlichkeit in der Auffassung der Welt war die notwendige Vorbedingung für das Sicheinleben der kopernikanischen Weltanschauung.

Tiefe, Innerlichkeit – also gerade das Entgegengesetzte – wird notwendig sein, wenn sich einleben will, was die Wahrheiten der Geisteswissenschaft sind, und besonders in Bezug auf die Grundwahrheiten von Reinkarnation und Karma.

Wenn wir uns daher heute die Überzeugung verschaffen, dass noch in einer viel, viel stärkeren Weise und in einem viel größeren Umfang die Wahrheiten von Reinkarnation und Karma sich einleben müssen in die Menschheit, so müssen wir uns zugleich klar sein, dass wir in dieser Beziehung doch *an der Grenze zweier Zeitalter stehen*: des Zeitalters der Oberflächlichkeit und des Zeitalters der notwendigen Vertiefung, der Verinnerlichung der Menschenseele und des Menschenherzens.

Das ist es, was wir uns vor allen Dingen in die Seele schreiben müssen, wenn wir uns voll bewusst sein wollen, was Geisteswissenschaft in der Gegenwart der modernen Menschheit zu bringen hat.

Und dann müssen wir uns fragen: Wie wird sich denn dieses Leben gestalten müssen unter dem Einfluss der Erkenntnisse von Reinkarnation und Karma?

Da müssen wir nur bedenken, was es denn eigentlich für das Menschenherz bedeutet, zu erkennen: «Reinkarnation und Karma haben eine Wahrheit». Was ist es für das ganze menschliche Bewusstsein, für das ganze Fühlen und Denken der menschlichen Seele?

Nichts Geringeres ist es doch, das kann jeder einsehen, wenn er über diese Dinge nachdenkt, als eine Erweiterung des menschlichen Selbstes durch Wissen, durch Erkenntnis über gewisse Grenzen hinaus, die sonst dem Wissen und der Erkenntnis gezogen sind. Denn dass man nur dasjenige wissen und erkennen könnte, was eingeschlossen ist zwischen Geburt und Tod, das wurde ja gerade im abgelaufenen Zeitalter mit aller Schärfe betont, und dass man höchstens im Glauben aufschauen könnte zu jemandem, der wissend hineingeht in eine geistige Welt. Das war eine immer stärker werdende Überzeugung.

Aber die Sache ist nicht von einer so großen Bedeutung, wenn man auf dem Erkenntnisstandpunkt stehen bleibt, sondern von Bedeutung wird sie erst, wenn man vom Erkenntnisstandpunkt übergeht zum moralischen Standpunkt, zum gemüthaft-moralischen Standpunkt. Da erst zeigt sich die ganze Größe und Bedeutung der Ideen von Reinkarnation und Karma.

Wir könnten hunderte von Dingen anführen zur Erhärtung dessen, was jetzt gesagt worden ist, aber es soll nur das eine gesagt werden. Nehmen wir den Menschen der früheren Zeiten der abendländischen Kultur und die weitaus größte Anzahl der Menschen heute noch innerhalb der abendländischen Kultur: Selbst wenn diese Menschen noch im intensivsten Maße an der Annahme hängen, dass der Mensch in Bezug auf seine Wesenheit intakt erhalten bleibt, wenn er durch die Pforte des Todes auf dieser Erde geschritten ist, so wird doch, ohne dass man an Reinkarnation und Karma denkt, dieses ganze an den Tod sich anschließende geistige Leben des Menschen entzogen dem Erdendasein. Man hat es zu tun mit dem Betreten einer geistigen Welt.

Aber mit Ausnahme eben jener «Ausnahmen», die von den mehr oder weniger spiritistisch angelegten Naturen zugestanden werden, wo Verstorbene hereinwirken in Ausnahmefällen, mit Ausnahme dieses haben wir es zu tun, wenn Reinkarnation und Karma nicht gelten, mit der Idee, dass das, was in einer geistigen Welt sich abspielt, wenn der Mensch durch die Pforte des Todes geschritten ist – sei es Strafe oder Belohnung –, der irdischen Sphäre als solcher entzogen ist, und dass das, was sich ergibt als Folge seines Lebens, sich auf einem ganz anderen, außerirdischen Schauplatz abspielt.

Wenn der Mensch nun übergeht zur Erkenntnis von Reinkarnation und Karma, wird die Sache ganz anders. Da müssen wir uns klar sein, dass das, was für einen solchen Menschen in seiner Seele lebt, wenn er durch die Pforte des Todes geschritten ist, nicht bloß eine Bedeutung hat für eine erdentrückte Sphäre, sondern dass von dem, was er erlebt zwischen Geburt und Tod, die Zukunft der Erdengestaltung abhängt.

Die Erde wird sozusagen die äußere Konfiguration haben, welche die Menschen ihr geben, die vorher da waren.

Der ganze Planet in seiner Zukunftskonfiguration, das Zusammenleben der Menschen in der Zukunft hängt davon ab, wie die Menschen früher gelebt haben, in ihren früheren Verleiblichungen.

Das ist das Gemüthaft-Moralische, das sich an diese Ideen anknüpft. So dass ein Mensch, der dies angenommen hat, weiß: Wie ich war im Leben, so werde ich wirken auf alles, was in der Zukunft geschieht, auf die ganze Kultur der Zukunft!

Da erweitert sich etwas mit dem Wissen von Reinkarnation und Karma über die Grenzen von Geburt und Tod hinaus, was der Mensch bisher nur in engsten Grenzen kennen gelernt hat: das Verantwortlichkeitsgefühl! Da sehen wir herauswachsen ein *gesteigertes Verantwortungsgefühl.* Darin prägt sich dasjenige aus, was als eine tief bedeutsame moralische Folge auftritt von Ideen, wie es Reinkarnation und Karma sind.

Der Mensch, der nicht an Reinkarnation und Karma glaubt, kann sagen: «Wenn ich durch die Pforte des Todes gegangen bin, werde ich höchstens bestraft oder belohnt für das, was ich hier getan habe. Ich erfahre die Folgen dieses Daseins in einer anderen Welt. Diese andere Welt steht aber unter dem Regiment irgendwelcher geistigen Mächte und die werden schon verhindern, dass das, was ich in mir trage, gar zu schädlich werde der Gesamtwelt.»

So kann nicht mehr derjenige sagen, der da weiß, dass Reinkarnation und Karma eine erkenntnismäßig sich ergebende Idee ist. Denn er weiß, dass die Menschen durch die Wiederverkörperung je nach dem sein werden, was sie in dem vorhergehenden Leben erlebt haben. Das wird das Bedeutsame und Wichtige sein, dass übergehen werden die Fundamentalideen der geisteswissenschaftlichen Weltanschauung in das Gemütsleben und in die Gesinnung der Menschen – und auftreten werden als moralische Impulse, von denen die Menschen in den abgelaufenen Zeiten im Grunde genommen gar keine Ahnung hatten.

Das Verantwortlichkeitsgefühl, haben wir gesehen, wird hervorsprießen in einer Weise, wie dies früher überhaupt nicht möglich war. Und andere moralische Ideen werden sich notwendig dann in einer ähnlichen Weise ergeben wie dieses Verantwortungsgefühl. Wir werden wissen lernen – als Menschen, die unter dem Einfluss der Ideen von Reinkarnation und Karma leben lernen –, dass es sich nicht handeln kann um eine Beurteilung unseres Lebens bloß nach den Voraussetzungen, welche sich zwischen Geburt und Tod ausleben, sondern nach Voraussetzungen, welche über viele, viele Leben hin verbreitet sind.

Wenn wir unter den Voraussetzungen, die es bisher gegeben hat, an den anderen Menschen herantreten, so entwickeln wir zu diesem anderen Menschen Sympathie, Antipathie, größere oder geringere Liebe und dergleichen. Man muss sagen: Die Art und Weise, wie sich Mensch zu Mensch stellt in der Gegenwart, ist doch in Wahrheit das Ergebnis jener Anschauung, die das Leben auf der Erde eingeschlossen denkt – einmal – zwischen Geburt und Tod.

Wir leben in Wahrheit wirklich so, wie wir leben müssten, wenn es eben richtig wäre, dass der Mensch nur einmal auf der Erde da wäre.

Wir können sagen: Wir begegnen unseren Freunden, Eltern, Geschwistern und so weiter so, dass bei allem, was wir fühlen und empfinden, das eben mitlebt, dass wir nur einmal auf der Erde sind. Und es wird eine ganz außerordentliche Umgestaltung des Lebens vor sich gehen, wenn nicht erst in einigen Köpfen, wie es heute noch vielfach der Fall ist, als Theorie das lebt, dass es Reinkarnation und Karma gibt.

Bis heute ist es im weitesten Umfang noch Theorie. Man kann sagen: Heute ist es so, dass es eine Anzahl Anthroposophen gibt, die *glauben* an Reinkarnation und Karma. Aber sie leben so, als wenn es nicht Reinkarnation und Karma gäbe, sondern als wenn das Leben eingeschlossen wäre einmal zwischen Geburt und Tod.

Das kann auch nicht anders sein. Denn die Gewohnheiten, die das Leben mit sich bringt, ändern sich weniger rasch, als die Ideen sich ändern. Wenn wir wichtige und konkrete Ideen über Reinkarnation und Karma – und nur um diese kann es sich handeln – *in unser Leben* einführen, dann erst werden wir sehen, wie dieses Leben befruchtet werden kann durch solche Ideen.

Wir sehen, dass wir als Menschen hereintreten in das Leben, indem wir im Beginn desselben zusammenkommen mit Eltern, mit Geschwistern und so weiter. Wir sehen, dass wir durch diese Natureinrichtung notwendigerweise in der ersten Zeit unseres Lebens vorzugsweise so in demselben drinnen stehen, dass die, welche um uns herum sind, mehr oder weniger durch Naturelemente um uns herumgestellt sind – durch Blutsverwandtschaft, Nähe des Ortes und so weiter. Dann sehen wir, wie wir heranwachsen, wie diese Kreise der Blutsverwandtschaft sich erweitern, wie wir in ganz andere, nicht mehr von Blutsverwandtschaft abhängige Verbindungen mit diesen oder jenen Menschen treten.

Nun handelt es sich darum, dass diese Dinge erst karmisch angesehen werden müssen, dann werden sie eine ganz neue Bedeutung für das Leben gewinnen. Denn Karma wird erst bedeutungsvoll für das Leben, wenn wir es konkret fassen, wenn wir wirklich auf das Leben anwenden, was als Tatsachen über das Karma die geisteswissenschaftliche Forschung ergibt. Das kann selbstverständlich nur von der geisteswissenschaftlichen Forschung festgestellt werden, kann aber dann auf das Leben angewendet werden.

Eine bedeutungsvolle karmische Frage ist im Wesentlichen diese: Wie kommt es denn, dass wir zum Beispiel im gegenwärtigen Leben mit den Menschen zusammenkommen, mit denen wir auf die ja jedem begreifliche Weise durch die Blutsverwandtschaft zusammenkommen? Warum kommen wir mit diesen im Beginn dieses Lebens zusammen?

Nun zeigt die geisteswissenschaftliche Forschung über diese Frage etwas sehr Eigentümliches. In der Regel ist es so – denn wenn auch einzelne Tatsachen angegeben werden, gibt es doch wieder unzählige Ausnahmen –, dass wir mit den Menschen, die wir unwillkürlich treffen *im Beginn* unseres Lebens, zusammen waren in einem vorhergehenden Leben – meistens sogar in dem unmittelbar vorhergehenden – *in der Mitte* unseres Lebens, so in den dreißiger Jahren. Da haben wir sie uns in irgendeiner Weise freiwillig gewählt, indem wir zu ihnen hingetrieben waren durch unsere Herzensneigung und so weiter.

Wir würden ganz fehlgehen, wenn wir die, mit denen wir im Beginn unseres Lebens zusammenkommen, als solche betrachten würden, mit denen wir auch wieder im Beginn eines anderen Lebens zusammen waren. Nicht am Anfang, nicht am Ende, sondern in der Mitte eines Lebens waren wir durch freiwillige Wahl mit denen zusammen, mit denen wir dann in einem folgenden Leben zusammentreffen durch Blutsverwandtschaft.

Sehr häufig stellen sich die Fälle so, dass jemand, der mit einem anderen verheiratet war, den er sich also durch freie Wahl genommen hat, im nächsten Leben zu ihm im Vater- oder Mutterverhältnis oder im Geschwisterverhältnis steht.

Die geisteswissenschaftliche Forschung zeigt, dass das, was man aus der Spekulation voraussetzen würde, was man denken würde, wenn man etwas ausspintisiert über die Dinge, gewöhnlich falsch ist. Die Tatsachen machen gewöhnlich einen Strich durch die Rechnung der Spekulation.

Denken wir nur einmal diese jetzt geschilderte Tatsache und fassen wir sie so auf, wie sie sich wirklich, wenn man vorurteilsfrei forscht, aus der Geisteswissenschaft ergibt, wie sie wieder erweitert unser ganzes Verhältnis und unsere ganze Beziehung zum Leben.

Es ist ja nach und nach im Verlauf der abendländischen Kultur dazu gekommen, dass der Mensch eigentlich jetzt schon gar nicht mehr anders kann, als von «Zufall» zu reden, wenn er nachdenkt über sein Verhältnis zu denjenigen, mit denen er blutsverwandt ist. Man redet von Zufall, man glaubt auch vielfach schon an den Zufall.

Wie sollte man denn an etwas anderes glauben als an Zufall, wenn man das Leben eingeschlossen denkt zwischen Geburt und Tod – nur einmal!

Für das eine Leben wird man selbstverständlich zugeben, dass man verantwortlich ist für die Folgen der Ereignisse, die man selbst herbeigeführt hat. Indem man aber sein eigenes Selbst hinüberführt über das, was sich abspielt zwischen Geburt und Tod, indem man sein Selbst verbunden fühlt mit Menschen der anderen Verkörperung, fühlt man sich verantwortlich, wie hier im Leben, seinen eigenen Taten gegenüber. Es werden immer mehr und mehr die Menschen die konkreten Tatsachen erfahren müssen. Die allgemeine Idee gibt noch nichts Besonderes, wenn man sagt, der Mensch habe sich im Sinne des Karmas seine Eltern selber gewählt.

Aber man bekommt eine Vorstellung von dieser «Wahl», die wirklich nur durch alle übrigen Erfahrungen des Lebens bekräftigt werden kann, wenn man weiß: Die, welche du dir jetzt am allerunbewusstesten gewählt hast, die hast du dir in einem früheren Leben in dem Alter deiner größten Bewusstheit gewählt, wo du am allerreifsten warst.

Das mag manchem vielleicht heute unangenehm sein, aber wahr ist es doch. Denn man wird lernen, wenn man mit seinen Blutsverwandten nicht zufrieden ist, dass man eben zu dieser Unzufriedenheit selber den Grund gelegt hat, dass man also für die nächste Inkarnation wird anders vorsorgen müssen. Und dann wird schon die Idee von Reinkarnation und Karma fruchtbar werden für das Leben!

Und das ist es ja, dass diese Ideen nicht für die Befriedigung irgendeiner Neugierde und so weiter gelten, sondern für unsere Vervollkommnung und damit für die Vervollkommnung des ganzen Lebens.

Und weiter werden wir wissen, dass das, was gesagt worden ist, etwas Ähnliches für das gegenwärtige Leben und dessen Folgen nach sich zieht: Dass die, mit denen wir in den dreißiger Jahren zusammengeführt werden, wo wir also mit unserem vollen Verstand zu urteilen glauben, durchaus so mit uns verbunden werden, dass sie in einem nächsten Leben uns gleich am Ausgangspunkt, vielleicht als Eltern oder Geschwister, entgegentreten werden.

Wenn wir wissen, was davon abhängt, dass sich Familienkonfigurationen bilden, dass diese oder jene Leute zusammenkommen, so wird sich unser Verantwortlichkeitsgefühl unter den Ideen von Reinkarnation und Karma bedeutsam erweitern.

Ich sagte, dass wir betonen können, dass diese Dinge sich als begreiflich im Leben erweisen.

Müssen nicht die Kräfte, die eine Menschenindividualität herunterbringen in eine Familie, ganz bedeutende, starke sein? Stark können sie aber nicht sein in dem Menschen, der jetzt verkörpert wird, denn da können sie nicht viel zu tun haben mit den Welten, in die er herunterkommt. Muss es nicht begreiflich sein, dass die Kräfte, die im Tiefsten der Seele wirken, aus Zeiten des vergangenen Lebens stammen müssen, wo mit der starken Kraft der Freundschaft, der «bewussten Liebe», wenn man es so nennen darf, die Zusammenhänge von uns herbeigeführt wurden?

Was als bewusste Kräfte in dem einen Leben gewaltet hat, das wirkt als unbewusste Kräfte in dem nächsten Leben. Was auf mehr oder weniger unbewusste Art geschieht, das erklärt sich auf diese Weise.

Allerdings ist es notwendig, dass man sich die Tatsachen nicht trübt, weil die Tatsachen der Forschung fast immer einen Strich durch die Spekulation machen, so dass man nur hinterher die Logik in den Tatsachen finden kann und sich nicht verleiten lassen soll, durch Spekulation vorgehen zu wollen.

Denn da wird man nicht zu dem richtigen Gesichtspunkt kommen, sondern immer zu etwas Ähnlichem, was sich charakterisieren lässt durch jenes Gespräch, das ich auch schon erzählte. In einer süddeutschen Stadt nämlich sagte mir einmal ein Theologe: «Ich habe Ihre Schriften gelesen und habe gesehen, dass sie so logisch sind. Daher habe ich mir gedacht, wenn sie so logisch sind, so kann ihr Verfasser vielleicht auch auf dem Weg der bloßen Logik dazu gekommen sein.»

Wenn ich mich also bemüht hätte, weniger logisch zu schreiben, so würde ich mir damit ein Verdienst erworben haben in den Augen des betreffenden Theologen, weil er dann gesehen haben würde, dass die Darstellungen nicht durch bloße Logik gefunden worden sind! Wer aber auf die Schriften eingeht, der wird sehen, dass die logischen Formen ihnen nachher gegeben sind, dass sie aber nicht durch Logik gefunden worden sind. Ich wenigstens könnte es nicht, das versichere ich Ihnen. Vielleicht könnten es andere durch bloße Logik finden.

Wenn wir die Dinge so ansehen, erweist es sich als eine tief bedeutsame Idee, dass die wichtigsten Impulse, die von der Geisteswissenschaft hervorgehen müssen, moralisch-gemüthafte Impulse sein müssen. Wir haben heute das Verantwortlichkeitsgefühl auf verschiedenen Gebieten hervorgehoben. Wir könnten ebenso Liebe, Mitleid verfolgen, die alle verschiedene Formen annehmen unter dem Einfluss von Reinkarnation und Karma.

Aus diesem Grund war es auch, warum wir im Verlauf der Jahre so sehr Wert darauf gelegt haben, selbst bis in die öffentlichen Vorträge hinein Geisteswissenschaft immer mit Bezug auf das Leben zu betrachten, mit Bezug auf die unmittelbarsten Erscheinungen des Lebens. So haben wir gesprochen über die Mission des Zorns, über das menschliche Gewissen, über das Gebet, über die Erziehung des Kindes, über die verschiedenen Lebensalter des Menschen – und haben alle diese Dinge in das Licht gerückt, in das sie gerückt werden müssen, wenn man die Ideen von Reinkarnation und Karma als die richtigen voraussetzt.

Und da hat sich uns ergeben, wie umgestaltend diese Ideen von Reinkarnation und Karma in das Leben eingreifen. Das hat ja im Grunde genommen den Hauptteil unserer Betrachtungen ausgemacht, dass wir diese fundamentalen Ideen in ihrer Wirkung für das Leben betrachtet haben. Wenn auch nicht immer, ich möchte sagen, mit abstrakten Worten aus Reinkarnation und Karma die Bedeutung «hergeleitet» wird, die zum Beispiel Gemütseigenschaften oder das Gewissen, der Charakter, das Gebet erfahren, wenn das auch nicht immer so hergeleitet wird, dass man sagt: «Wenn man Reinkarnation und Karma annimmt, dann ergibt sich ...» und so weiter, so standen doch alle unsere Betrachtungen unter dem Impuls von Reinkarnation und Karma.

Und das wird das Bedeutsame sein für die nächste Gegenwart: Nicht nur die Seelenwissenschaft wird eine Beeinflussung erfahren durch die Ideen von Reinkarnation und Karma, sondern auch die anderen Wissenschaften.

Wenn Sie einen solchen Vortrag verfolgen wie den letzten öffentlichen: «Der Tod bei Mensch, Tier und Pflanze»*, so werden Sie sehen, dass es sich darum handelte, zu zeigen, wie die Menschen denken lernen werden über den Tod bei Pflanze, Tier und Mensch, wenn sie in sich selbst das sehen, was über das einzelne Leben des Menschen hinausgeht.

Wir bekamen die Bedeutung des Todes bei Mensch, Tier und Pflanze dadurch, dass wir uns klar wurden: Anders lebt das Selbst im Menschen, anders beim Tier, und wieder anders bei den Pflanzen. Beim Menschen ist es ein

---

* In der Rudolf Steiner Gesamtausgabe, Bibl.-Nr. 61.

individuelles Ich, bei den Tieren ist es die «Gruppenseele», und bei den Pflanzen haben wir es mit einem Teil der ganzen Planetenseele zu tun.

Dadurch fassten wir bei den Pflanzen als ein bloßes Einschlafen und Aufwachen auf, was uns als Tod und Entstehen äußerlich entgegentritt. Bei den Tieren war es wieder anders: Da war es ähnlich wie in uns selber, indem das Selbst in einer Inkarnation vorrückt, gewisse Instinkte und so weiter überwindet.

Aber erst beim Menschen, wo er selbst eingreift, um seine Verkörperungen herbeizuführen, waren wir uns klar, dass der Tod erst die Gewähr bietet für die Unsterblichkeit und dass das Wort «Tod» in dieser Bedeutung nur beim Menschen so gebraucht werden dürfte – oder dass wir, wenn wir das Wort Tod allgemein gebrauchen, hervorheben müssten, *wie* der Mensch, *wie* das Tier und *wie* die Pflanze stirbt –, und dass wir ein ganz neues Wort gebrauchen müssten bei Tier und Pflanze.

Alles Übrige ist in der Geisteswissenschaft ein solches, dass die Menschenseele fordert, etwas zu erfahren über diese oder jene Dinge. Aber es macht sozusagen alles andere im Grunde genommen gar nicht den Geisteswissenschaftler aus. Zu gewissen Dingen kommt er schon, wenn es Zeit ist.

Wenn er zunächst in der Lage ist, die Ideen von Reinkarnation und Karma in dem Sinne aufzunehmen, wie wir sie geben müssen – im Unterschied von älteren Ideen von Reinkarnation und Karma, wie zum Beispiel im Buddhismus –, so kommt der Mensch schon zu andern Dingen im Verlauf der Forschung ganz von selbst. Daher war der Hauptteil unserer Arbeit dem gewidmet, den Einfluss von Reinkarnation und Karma auf das gesamte Menschenleben ins Auge zu fassen.

In dieser Beziehung sollte es klar sein, dass die Arbeit innerhalb irgendeiner anthroposophischen Vereinigung oder Gesellschaft im Sinne dieser Mission der Geisteswissenschaft aufgefasst werden müsste. Daher ist es begreiflich, dass wir im Grunde genommen über diejenigen Fragen, welche dem «Außenstehenden» – dem weniger von der Geisteswissenschaft als solcher Berührten – vielleicht zunächst als die wichtigsten erscheinen, eigentlich nur reden, wenn wir eben von den Grundwahrheiten aufsteigen wollen zu denjenigen Dingen, die jeder Seele, weil sie eine abendländische Seele ist, am nächsten sind.

Es wäre durchaus der Fall denkbar, dass man das Neue, was heute als das fundamental Neue charakterisiert worden ist, von der Geisteswissenschaft aufnehmen würde und sich zunächst gar nicht kümmerte um irgendwelche religiösen Gegensätze der Menschen.

Denn das ist gar nicht das Charakteristische dieser neuen Geisteswissenschaft, dass etwa vergleichende Religionswissenschaft getrieben würde. Das wird heute auch getrieben, genug sogar. Und gegenüber dem, was sonst heute so getrieben wird, ist das, was bei der Geisteswissenschaft getrieben wird, gar nicht das Geistreichere.

Das ist aber das Bedeutsame, dass in der Geisteswissenschaft alle diese Dinge in das Licht gerückt werden, das von den Ideen von Reinkarnation und Karma ausgeht.

Namentlich wird noch in einer andern Beziehung das Verantwortungsgefühl unter dem Einfluss von Reinkarnation und Karma ganz beträchtlich wachsen. Wenn wir nur einmal auf dieses sehen, was heute gesagt worden ist über das Verhältnis von Blutsverwandtschaft oder frei gewählten Menschen, so sehen wir schon, dass ein gewisser Gegensatz besteht: Was in einem Leben das Innerlichste, das Verborgenste an Impulsen ist, das ist in dem andern das Offenbarste. Wenn wir unsere tiefsten Freundschaftsgefühle in der einen Inkarnation Menschen entgegenbringen, so bereiten wir dadurch wohl vor eine äußere Verwandtschaft, eine Blutsverwandtschaft oder dergleichen.

Ähnlich ist es auf einem anderen Gebiet. Die Art, wie wir über irgendetwas denken, was uns als das Unwirklichste in dieser Inkarnation erscheint, das wird uns das Maßgebendste, das die eigentlichen Impulse für die nächste Inkarnation Bedingende sein.

Die Art, wie wir denken, ob wir uns leichten Herzens einer Wahrheit hingeben oder ob wir mit allen Mitteln, die uns zur Verfügung stehen, prüfend uns an eine Wahrheit heranmachen, ob wir Wahrheitssinn oder Fanatismus haben, das tritt in ein ganz anderes Verhältnis zur menschlichen Entwicklung durch das Einleben der Ideen von Reinkarnation und Karma, als es heute der Fall ist.

Denn was wir nur in unserm Innersten haben in der gegenwärtigen Inkarnation, das werden wir am offenbarsten haben in der nächsten.

Und wer viel lügt oder Neigung hat, leichten Herzens dieses oder jenes anzunehmen, der wird ein leichtsinniger

Mensch werden in der nächsten oder in einer nächsten Inkarnation. Denn was wir *denken*, wie wir denken, wie wir uns zur Wahrheit stellen, was also in dieser Inkarnation innerlich ist, das wird das Maß des *Verhaltens* in unserer nächsten Inkarnation bilden.

Wenn wir zum Beispiel, ohne dass wir sehr genau prüfen, in dieser Inkarnation einen Menschen als einen schlechten anerkennen – während er sich, wenn wir ihn genau prüfen würden, vielleicht als ein guter oder höchstens als ein halbguter erweisen würde –, wenn wir diesen Gedanken ungeprüft durch das Leben tragen, so wird sich herausstellen, dass wir, indem wir uns in dieser Weise Urteile bilden über Menschen, unverträgliche, zänkerische, abscheuliche Menschen werden in der nächsten Inkarnation. Da haben wir wieder eine Erweiterung des moralisch-gemüthaften Elements in unserer Seele.

Das ist außerordentlich wichtig, dass wir solche Dinge recht sehr ins Auge fassen und dass wir uns einmal mit dem Gedanken bekannt machen, welche fundamentale Bedeutung es hat, in sein Innerstes, in sein ganzes Gemüt das aufzunehmen, was nun wirklich als Neues – und alles andere dadurch in einer gewissen Weise Erneuernde – in die geistige Entwicklung der Gegenwart mit den Ideen von Reinkarnation und Karma hereintritt.

Daher kommt es, dass wir darauf den Hauptwert legten in dem ganzen Verlauf unserer geisteswissenschaftlichen Bewegung und dass wir gewissermaßen andere Fragen, die gewiss mit Notwendigkeit sich aus diesen ergeben, auch nur in dieser Weise behandeln, wie das sich notwendig ergeben muss. Daher kommt es, dass zum Beispiel durch unsere Eigenart, durch die ganze Art und Weise, wie Geisteswissenschaft in unserer Mitte getrieben wird, wenn die Dinge in Wahrheit dargestellt werden, wie wir es machen, niemals dasjenige, was wir treiben, als im Gegensatz zu einer Bewegung aufgefasst werden könnte, welche Reinkarnation und Karma in den Mittelpunkt der Betrachtungen stellt.

Der Gegensatz muss immer von außen zu uns konstruiert werden, es ist unmöglich, dass er sich ergeben kann, wenn man die Dinge, die in unserer Mitte geschehen, wirklich richtig darstellt. Wir brauchen nur das eine Moment ins Auge fassen: Wie wenig wird eigentlich über die Christusfrage in unserer Mitte gesprochen! Da darf niemand das, was gesagt wird, deshalb vergrößern, weil er es für sein Herz als besonders wichtig empfindet, sondern er muss es objektiv betrachten.

So dass niemand einen Grund hat, weil dieses oder jenes als notwendige Folge für das gereifte Begreifen von Reinkarnation und Karma sich ergibt, zu sagen, dass wir viel über die Christusfrage sprechen – denn das ist nicht das Fundamentale, was den Geisteswissenschaftler in der Gegenwart macht –, sondern dass es das ist, was neu in die Welt hereintritt, und dass das, was neu hereintritt, wirklich von der Menschheit aufgenommen wird.

So also müssten wir dies verstehen, dass es eigentlich nur unter der Voraussetzung einer unrichtigen Darstellung der Art und Weise, wie wir die Dinge hier treiben, möglich wäre, einen Gegensatz zu konstruieren, denn der muss immer von außen zu uns konstruiert werden. Man kann Gegner sein von uns, aber wir brauchen nicht irgendeine Gegnerschaft zu konstruieren. Denn das Sich-nicht-Kümmern um etwas bedeutet nicht eine Gegnerschaft, sonst müsste man ein Gegner sein von allem, worum man sich nicht kümmert!

Das wollte ich Ihnen besonders an die Seele legen, dass wir nachdenken, was das Fundamentale, was das Neue an der Geisteswissenschaft eigentlich ausmacht. Selbstverständlich soll damit nicht gesagt sein: «Eine anthroposophische Gesellschaft ist die, welche an Reinkarnation und Karma glaubt.» Sondern es soll damit gesagt sein: So wie einmal eine Zeit reif geworden ist, um die kopernikanische Weltanschauung aufzunehmen, so ist unsere Zeit reif geworden, Reinkarnation und Karma zum allgemeinen Bewusstsein der Menschheit zu bringen.

Und was geschehen soll im Verlauf der Menschheitsentwicklung, das wird geschehen, wie viele Mächte sich auch dagegen erheben. Und mit Reinkarnation und Karma, mit dem wirklichen Begreifen von Reinkarnation und Karma, werden sich alle anderen Dinge von selbst ergeben. Die anderen Dinge ergeben sich durch das Licht, das von Reinkarnation und Karma ausstrahlt.

Es war einmal ganz gewiss nützlich, betrachtet zu haben, was eigentlich das fundamental Unterscheidende ist zwischen denjenigen, die sich an der Geisteswissenschaft interessiert fühlen, und denjenigen, die ihre Gegnerschaft gegen die Geisteswissenschaft entwickeln. Das Annehmen einer höheren Welt als solches ist es eigentlich nicht, sondern das ist es, was die Vorstellungen an Höherem erfahren durch die Voraussetzung der Ideen von Reinkarnation und Karma.

Damit haben wir heute etwas angegeben, was als das Wesentliche der geisteswissenschaftlichen Weltanschauung angesehen werden kann.

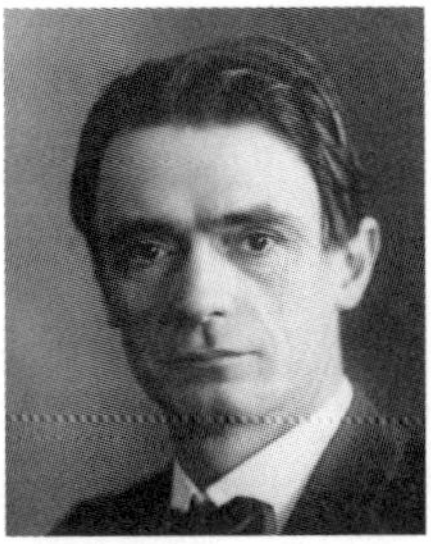

Rudolf Steiner (1861-1925) hat die moderne Naturwissenschaft durch eine umfassende Wissenschaft des Übersinnlich-Geistigen ergänzt. Seine «Anthroposophie» ist in der heutigen Kultur eine einzigartige Herausforderung zur Überwindung des Materialismus, dieser leidvollen Sackgasse der Menschheitsentwicklung.

Steiners Geisteswissenschaft ist keine bloße Theorie. Ihre Fruchtbarkeit zeigt sie vor allem in der Erneuerung aller Bereiche des Lebens: der Erziehung, der Medizin, der Kunst, der Religion, der Landwirtschaft, bis hin zu einer gesunden Dreigliederung des ganzen sozialen Organismus, in der Kultur, Rechtsleben und Wirtschaft genügend voneinander unabhängig gestaltet werden und sich dadurch gesund entfalten können.

Von der etablierten Kultur ist Rudolf Steiner bis heute im Wesentlichen ignoriert worden. Dies vielleicht deshalb, weil viele Menschen vor der Wahl zwischen Macht und Menschlichkeit, zwischen Geld und Geist, zurückschrecken. In dieser Wahl liegt jene innere Erfahrung der Freiheit, die vor zweitausend Jahren allen Menschen möglich gemacht wurde und die zu einer zunehmenden Scheidung der Geister in der Menschheit führt.

Die Geisteswissenschaft Rudolf Steiners kann weder ein elitäres noch ein Massenphänomen sein: Einerseits kann nur der einzelne Mensch in seiner Freiheit dazu Stellung nehmen und sie ergreifen, andrerseits kann dieser Einzelne in allen Schichten der Gesellschaft und in allen Völkern und Religionen der Menschheit seine Wurzeln haben.

Kleines Wörterbuch

abstrakt (S. 69, 141) wörtlich: abgezogen; wirklichkeitsfern, fleischlos, trocken, gegenstandslos
Anthroposophie (S. 9, 79, 117, 123, 151) Weisheit vom Menschen, menschlich errungene Geisteswissenschaft
Astralleib (S. 64, 101, 101, 101) die Seele mit ihren Begierden und Leidenschaften
Ätherleib (S. 64) Leib der Lebenskräfte, auch «Bildekräfteleib»
ausspintisiert (S. 136) ausdenkt, ersinnt, erfindet
Beseelung (S. 110) das Begaben mit Seele, beleben
bittere Pille (S. 61) unangenehm zu schlucken, starker Tobak
charakterisieren (S. 89, 124, 128, 139) aus verschiedenen Gesichtspunkten beschreiben, schildern
charakteristisch (S. 71, 81, 83, 85, 94) typisch, bezeichnend, kennzeichnend
Christusimpuls (S. 108) Wirksamkeit der Gesamtkräfte, die durch den Tod und die Auferstehung des Christus in der Erde und in der Menschheit erzeugt wurden
dirigierend (S. 85) führend, den Ton angebend, leitend, lenkend
Dogma (S. 80, 94, 123, 124) Lehr-, Glaubenssatz, Machtspruch, Gedankenversteinerung
Drama (S. 55) Bühnen-, Theaterstück
Energie (S. 82, 106) Kraft, Tatkraft, Schwung
esoterisch (S. 126) innerlich, tiefer gehend, verborgen, unsichtbar, geheim
Etablissement (S. 83) französisch: Betrieb, Einrichtung, Geschäft
Evolution (S. 121, 122, 125) Entwicklung, Fortentwicklung, Entfaltung
existiert (S. 56, 57) lebt, ist in der physischen Welt vorhanden, besteht
Fanatismus (S. 144) Verbohrtheit, Sturheit, Unbeweglichkeit
Fatales (S. 58) Schicksalhaftes, Auswegloses, Unausweichliches; Unangenehmes, Peinliches, Missliches
fundamental (S. 124, 125, 125, 141, 143, 145, 147) grundlegend, schwerwiegend, grundsätzlich
Geheimwissenschaft im Umriß (S. 71) spannende Beschreibung der Entstehung und Entwicklung von Erde und Mensch
Geisteswissenschaft Wissenschaft des Übersinnlichen, des Geistigen
Geisteswissenschaftler der das Geistige erforscht; der nach Erkenntnis der geistigen Welt Suchende
Glaube Zuversicht, Offenheit, Unbefangenheit
Gnade (S. 60) Geschenk; Gunst
Gral (S. 126) eine wunderwirkende Schale, in der das Blut des Christus aufgefangen wurde
grotesk (S. 72) verzerrt, phantastisch, fratzenhaft, bizarr, unglaubwürdig
Grundcharakter (S. 83, 109) Grundzug, Grundprägung, Wesensart, Eigenart
Gruppenseele (S. 142) Artseele, Spezies; Instinkt

herausdefiniert (S. 64) von lateinisch definire = bestimmen; herausbestimmt, geprägt, geformt
Hypothese (S. 13, 92, 93) Annahme, Unterstellung, Voraussetzung
Impression (S. 55) Eindruck, Empfindung, Wahrnehmung
Impuls (S. 16, 93, 118, 133, 140, 141, 144) Anstoß, Stoßkraft, treibende Kraft, Anregung, Antrieb
Index (S. 93) Katalog, Inhaltsverzeichnis; ehemalige Liste mit verbotenen Büchern in der katholischen Kirche
Individualität (S. 61, 62, 99, 100, 101) der Einzelmensch, Persönlichkeit
Inkarnation Verkörperung, das Beziehen eines Körpers, Fleischwerdung
intakt (S. 131) unversehrt, heil, unberührt
Ironie (S. 71) Scherz, versteckter Spott
Karma selbstverursachtes Schicksal, Magnetfeld der Seele
karmisch (S. 13, 66, 68, 69, 98, 99, 105, 135, 135) schicksalsbedingt, durch eigene Taten hervorgerufen
Kerbholz (S. 59) etwas auf dem K. haben: etwas Unrechtes begangen haben
Ketzerisches (S. 94, 95) Irrgläubiges, Häretisches, von der Kirche Verdammtes und Verfolgtes
kinematographisch (S. 97) Kinematographie: Umgang mit bewegten Bildern, Filmkunst, -industrie
Komplikation (S. 91) Verwicklung, Verflechtung, Schwierigkeit, unerwartete Erschwerung
Konfiguration (S. 131) Gestaltung, Gestalt, Form, Aufbau
konkret (S. 35, 68, 84, 84, 111, 134, 135, 137) anschaulich, greifbar, nachvollziehbar, gegenständlich, lebensnah, wirklich
konsequent (S. 37, 85) folgerichtig, logisch zwingend; fest entschlossen, unbeirrbar, beharrlich, prinzipientreu
Konsequenz (S. 85) Folge, Folgerichtigkeit; Zielstrebigkeit, Beharrlichkeit
konstruieren (S. 50, 51, 54, 146, 147) (auf)bauen, zusammenfügen; erfinden
Konstruktion (S. 56) Aufbau; Entwurf, Plan
Logik (S. 71, 102, 139, 140) Wissenschaft des Denkens, folgerichtiges Denken
Mission (S. 81, 84, 105, 140) Sendung, Auftrag, Aufgabe
Mystiker (S. 125) sucht eine persönliche Erfahrung des Göttlichen durch innere Versenkung. Manchmal: Schwärmer, Spinner
objektiv (S. 56, 69, 146) sachlich, sachgemäß, unvoreingenommen, unparteiisch
pedantisch (S. 55) übergenau, pingelig, kleinlich, haarspalterisch
physischen Plan (S. 65) Ebene des Sichtbaren, des sinnlich Wahrnehmbaren
Planetenseele (S. 142) Seele eines ganzen Planeten, z. B. der Erde
Polpendel (S. 93) Foucault'sches Pendel: Ein Pendel, dessen Gewicht schwer genug und dessen Faden lang und dünn genug ist, um seine Schwingungsebene beizubehalten, trotz der Fortbewegung der Erdoberfläche
predigen (S. 88) väterlich ermahnen
Prozess (S. 52) Vorgang, Geschehen, Entwicklung; Verfahren, Rechtsstreit

radikal (S. 83) gründlich, kompromisslos, rücksichtslos, vollständig
rationell (S. 99) vernünftig, zweckmäßig, sparsam
Realität (S. 85) Wirklichkeit, Gegebenheit
Regiment (S. 132) Herrschaft, Regierung, Leitung
Reinkarnation Wiederverkörperung
rektifizieren (S. 61) berichtigen, verbessern, zurechtweisen
Respekt (S. 71) Achtung, Würdigung, Anerkennung
Rosenkreuz (S. 126) Schwarzes Kreuz mit einem Kreis aus sieben roten Rosen, Zeichen der Rosenkreuzer (christliche esoterische Bewegung). Das Kreuz steht für das Abzutötende, die Rosen für das Auferstehende.
Schluss (S. 93) (philosophisch) Folgerung, Urteil
Spekulation (S. 13, 136, 139) Ausdenken, Spintisiererei, Erfindung von Gedanken, Mutmaßung
Sphäre (S. 131) Bereich, Welt, Wirkungskreis, Machtbereich; kugelförmig erscheinendes Himmelsgewölbe
Subjekt (S. 47) Mensch, Person, Typ
spiritistisch (S. 131) Spiritismus: Glaube an Erscheinung und Einwirkung Verstorbener durch ein Medium
statutengemäß (S. 123) satzungsgemäß
subtil (S. 72) fein, sorgsam, genau; kompliziert
Theologe (S. 139, 140) Gottesgelehrter
theoretisch (S. 26, 32, 34, 86) rein gedanklich
Theosophie (S. 81) göttlich geoffenbarte Weisheit
Tirade (S. 96, 98) Schlagwort, Schlagsatz, Wortschwall, dummes Zeug
trivial (S. 96) unbedeutend, nicht originell, alltäglich, gewöhnlich
Trivialität (S. 102) Plattheit, Binsenwahrheit, Seichtheit, Alltäglichkeit
Ungemach (S. 59) (gehoben) Ärger, Übel, Unannehmlichkeit, Widerwärtigkeit
unterjocht (S. 88) unterdrückt, benachteiligt, ausgebeutet, geknebelt
Unsterblichkeit (S. 142) das Gegenstück zur «Ungeborenheit», zur «Ungeburtlichkeit» des Menschengeistes
vordeklamiert (S. 98) hochtrabend vorgetragen, herablassend belehrt
Zufall (S. 48, 49, 50, 65, 87, 137) für unerklärbar erklärter Vorfall, Loch im Denken